何をやっても出なかったあなたに

便秘は「心」のSOS！ 毎日出せる心と体のつくり方

「快腸マインドフルネス」で
毎日スルッと排便

医師
中原和之［監修］
Kazuyuki Nakahara

エステラピスト
山本久美子［著］
Kumiko Yamamoto

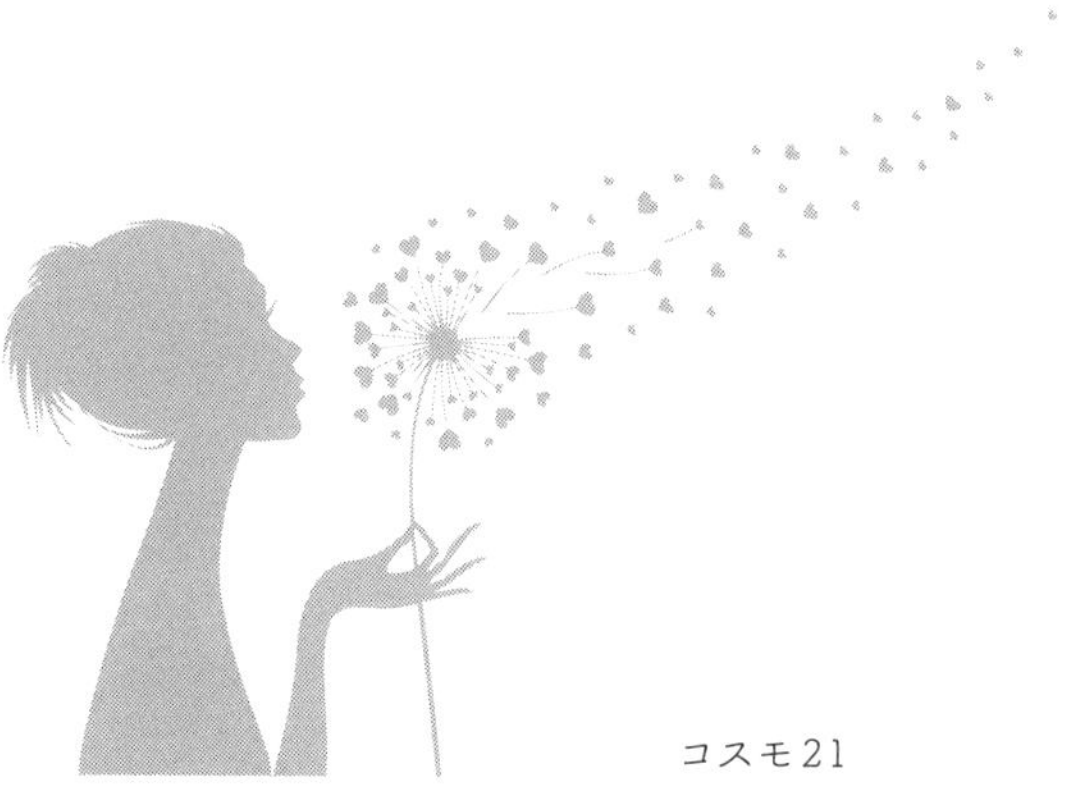

コスモ21

カバーデザイン◆平本祐子
本文イラスト◆和田慧子

はじめに

『便秘は「心」のＳＯＳ！』と聞いたら、みなさん驚かれるでしょうか。

今まで何をやってもウンチが出なかったのに、今度は心の話？　と思われるかもしれません。

私はエステラピスト（美腸快腸セラピスト）として30年間、心を整える「快腸マインドフルネス」の実践指導により、３万人以上のお通じ対策のお手伝いをしてきました。

便秘は、「ウンチが出ない」つらさはもちろん、美容や全身の不調、はたまた人生の寿命にまで幅広く影響を及ぼします。私のエステサロンにいらっしゃるお客様のなかにも、長年の便秘に苦しまれ、病院での治療や座薬に頼り切りになり、それでもお通じが良くならないと、必死の悩みを抱える方が大勢います。

そのような方々のお悩みをカウンセリングで聞いているうちにひとつ、見えてきたことがあります。それは、「深刻な便秘に悩まれている方ほど、心の問題を抱えてい

る」ということです。たとえば、

「小さいころ、親にちゃんと認めてもらえなかった」

「自分の容姿に関して、職場でイジメられている」

「日々、我慢の生活を送っている」

そんな感情を心の奥に押し込んだまま我慢していることが、便秘につながっているのです。下剤やサプリなどで何とか排便はあっても、また便秘になる。そんな繰り返しを続けていても、根っこから便秘が解消しないのだとしたら、それは心に問題を抱えたままだからかもしれません。

便秘で悩んでおられる方に、私は食事指導やストレッチなどの運動指導とともに、自分の心と向き合い、「出せる心をつくる」ための作業を行なってもらいます。そのとき効果を発揮するのが、この本でご紹介する「快腸マインドフルネス」です。マインドフルネスはすでによく知られていますが、「快腸マインドフルネス」はとくに腸の活性化に役立ちます。

便秘は腸の機能異常でもありますが、脳とも深くつながっていて、心の状態の影響も大きいのです。「快腸マインドフルネス」では、お通じに関係する心の奥の、自分でも忘れてしまっているトラウマや悩みに働きかけ、心を解放して整えていきます。

すると、腸の働きが見違えるように良くなり、あれほど何をやっても出なかったウンチがスルッと出る。そんな事例を、これまで私はエステや介護の現場で数多く見てきました。

これまで何をやっても便秘が解消しなかったと悩んでいる方には、とくに本書が助けになると思います。「快腸マインドフルネス」で心を整えて長年の便秘の悩みを解消し、毎日のパフォーマンスやQOLを向上させるお手伝いができたら、私としてはこの上ない喜びです。

便秘は「心」のＳＯＳ！ 毎日出せる心と体のつくり方…もくじ

1章 ガンコな便秘の根っこはメンタルにある！

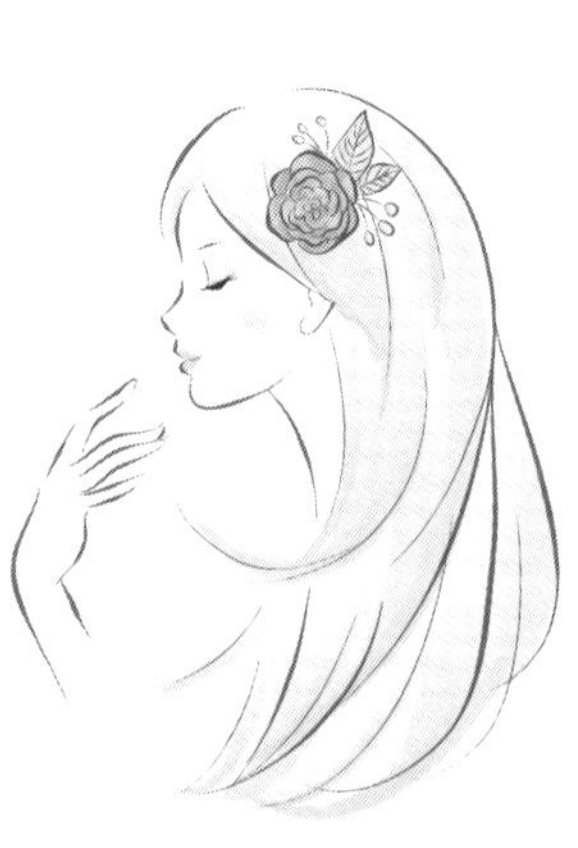

2章　毎日出せる心と体をつくるメソッド

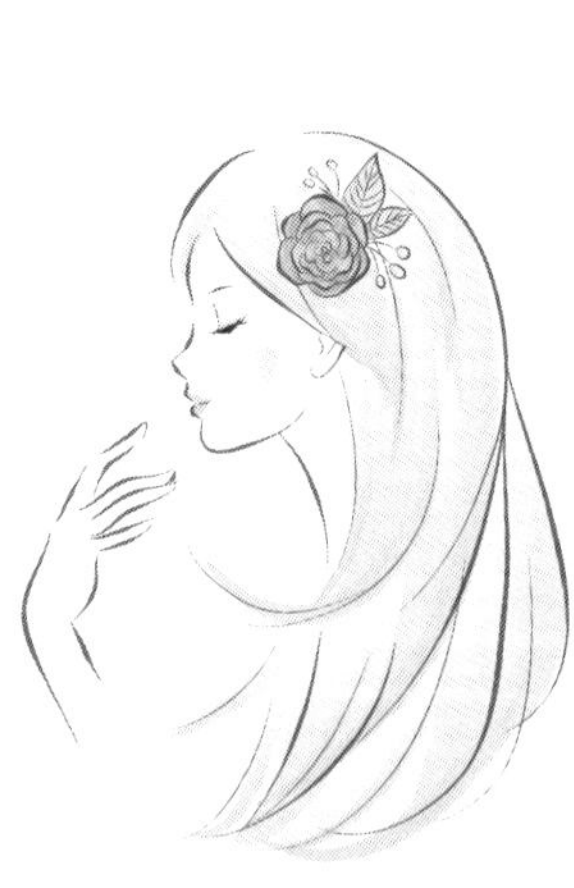

3章　100歳まで健康長寿のカギは自力排便！

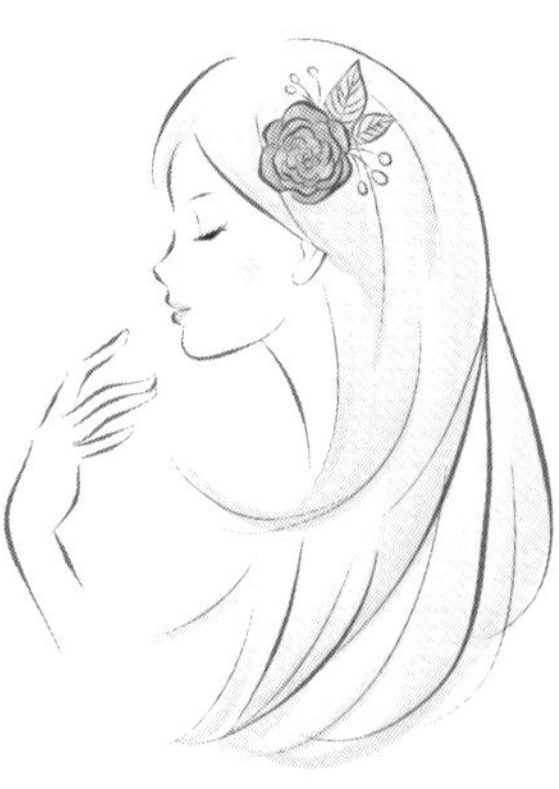

4章 自分の便秘は何タイプ？

5章 もっと排便と向き合ってみよう!

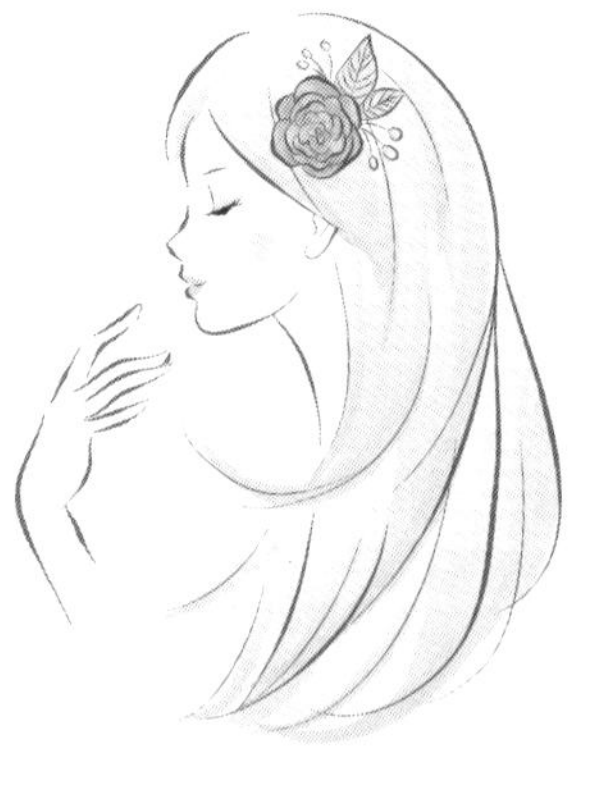

1章

ガンコな便秘の根っこはメンタルにある！

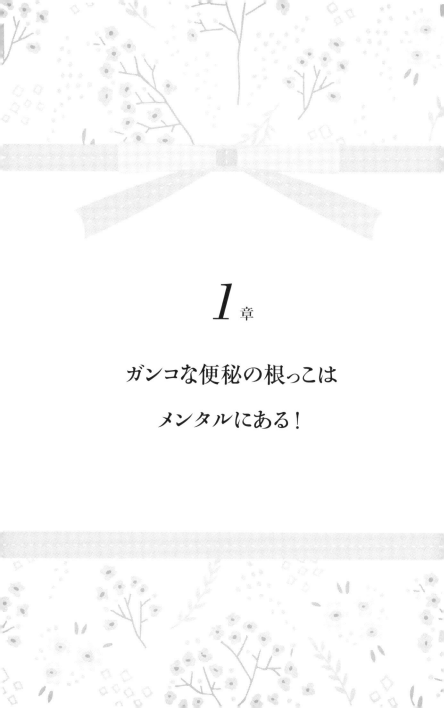

後回しにしてはダメ！「便秘は万病のもと」

こう聞いたら「おおげさな！」と思われますか。

「便秘なんてよくあることだし、今は出なくてもそのうち出ればいい」

「どうしても出ないときは薬で出せばいいし、便秘ですぐ病気になることもない」

「サプリを使って、何とか出ているので大丈夫」

そんなふうに考えて過ごしている人は意外と多いと思われます。しかし、それでは爆弾を抱えて過ごしているようなものです。

ここにあるグラフを見てください。日本における便秘の有訴者率（便秘の自覚がある人の率）は、高齢になるほど増加し、80歳以降では1割を超えていることがわかります。また、全体的に女性のほうが多いという特徴もあります。

便秘とは思っていなくても、自力でウンチが思うように出ない状態を経験している人まで含めますと、その割合は、はるかに多くなるでしょう。

便秘かなと思ったとき、一般薬局で手軽に入手できる下剤を使って排便を行なって

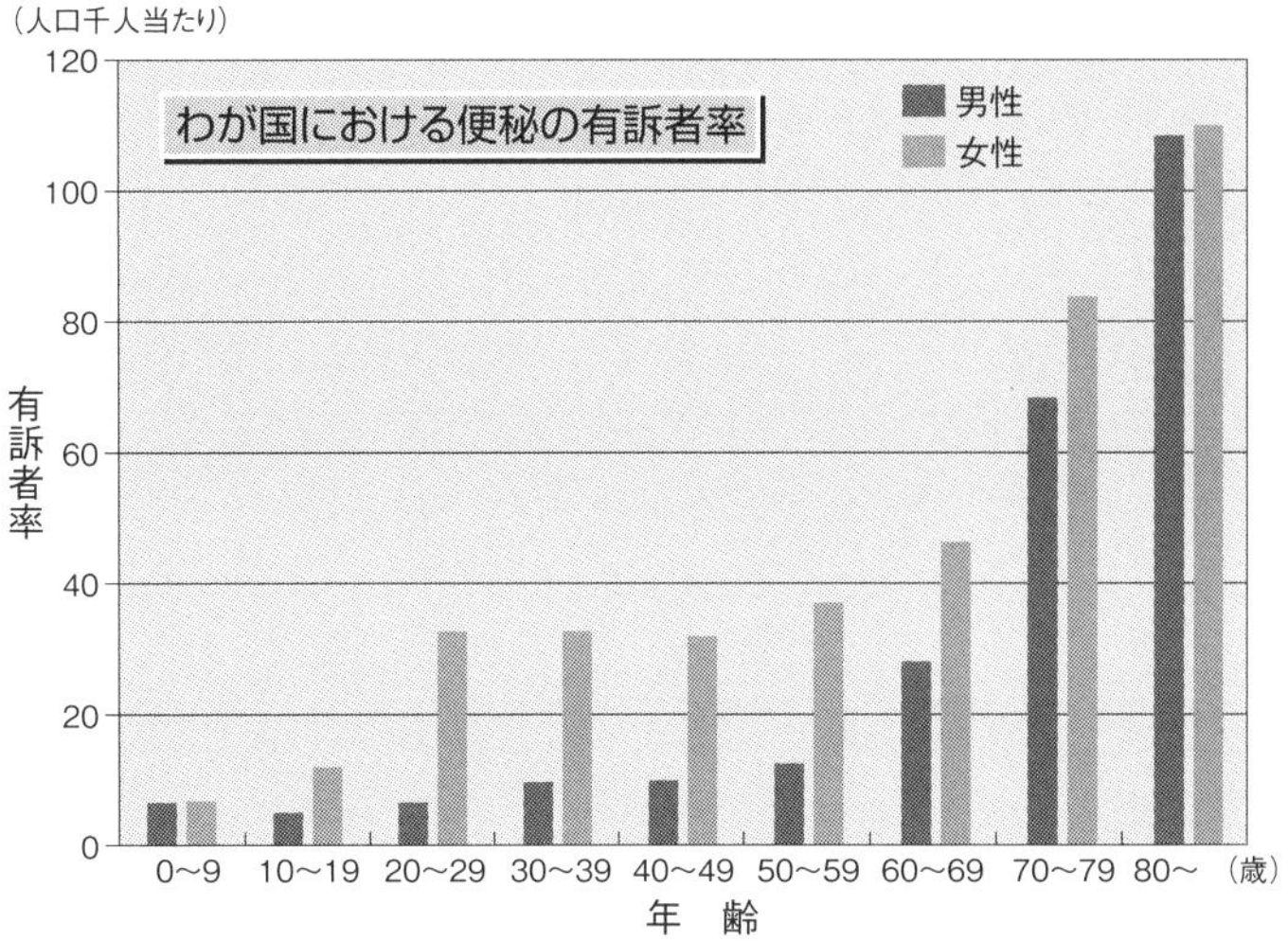

（厚生労働省・平成28年国民生活基礎調査統計表第10表より作成）

いる方もかなり多いと思います。初めは、ごくたまに下剤を使用する程度でも、しだいに使い慣れてきて、使用回数がだんだん増えていきます。そのうちに、下剤を使用して排便することがごく当たり前になってしまいます。

　このまま薬を使い続けていたら、いつか自力で排便することが難しくなるかもしれないと思うと不安でしかたなくなり、私の元に訪れる方がたくさんおられます。そのなかには30年以上薬を飲み続けきて、もう下剤の量を増やしても効かなくなってしまったという方もいます。

　こんな感じです。最初は軽く飲んでいれば排便できていたのに、しだいに効果が下がってきて1年後にはほとんど効かず、なかなか排便できなくなった。気づいたら3年後には使用量が倍になり、10年後には5倍になっていたというのです。

下剤は量を上手くコントロールするのが難しいのです。多すぎると効きすぎて、丸一日トイレから離れられなくなることも起こります。ある40代の女性は、そんな日にどうしても外出しなければならないときは、万が一に備えてオムツをされるそうです。これでは、お出かけを楽しむ気にはなれませんね。

便秘がここまで悪化してしまうと、医療機関で排泄日を決めて、浣腸や摘便（肛門から指を入れ、大便を摘出する医療行為）の処置を受けるしかなくなります。もはや自分だけでは排泄できない状態です。

これでは行動が制限されますし、何よりそんな自分に自信を失って生きる気力さえ奪われてしまいかねません。

みなさんは、自分の便秘はそこまでひどくないので大丈夫だと思われますか。今は何とか出ているようでも、そのままにしていると、大変な未来が訪れるかもしれません。私は介護の現場でも便秘に対する指導を行なってきていますが、とくに高齢期になるほど、便秘は生死を決定するぐらい深刻な問題になることが多いのです。

もし排便がスムーズでないと感じているようなら、今すぐ「自分のウンチ」と向かい合ってみてください。

そもそも便秘って何？

私たちは何となく便秘という言葉を使っていますが、具体的にどのくらいウンチが出ない状態が便秘なのでしょうか。一般に次のように定義されています。

「本来体外に排出するべき糞便を十分量かつ快適に排出できない状態」（2017年慢性便秘症診察ガイドラインより）

この定義にしたがえば、かなりの方が便秘だと言えるかもしれないし、そうでないかもしれません。あまりにざっくりすぎて、よくわかりませんね。

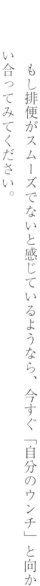

便秘とは、症状名でもなければ疾患名でもなく、「排便回数や排便量が少ないために糞便が大腸内に滞った状態」または「直腸内にある糞便を快適に排出できない状態」を表わす「状態名」であるともいわれます。

しかし、これでも漠然としていて、実際にどこからが便秘なのか線引きすることは難しいでしょう。

たとえば、何かの理由で食べる量が少なければ、便秘でなくても排便回数や排便量は少なくなるかもしれません。あるいは、便が直腸にほとんど無いにもかかわらず残便感を感じ、トイレで過度に怒責《どせき》（いきむこと）をしたり、何度もトイレに行ったりする「排便強迫神経症」になっていることもあります。このような場合、便秘で直腸に便が溜まっているから、残便感があるわけではないのです。

便秘に関連して、「便秘症」というものがあります。これは、便秘によって排便回数が減ってきて腹痛や腹部膨満感があったり、硬便で排便が困難になったり、過度の怒責や残便感を伴ったりといった症状が現われる状態で、検査や治療を必要とします。

また、慢性便秘の判断指標になっている「Rome IV」という診断基準もあります（次頁の表参照）。

慢性便秘症診療ガイドライン２０１７の指標では、

「週３回以上便が出ない場合は腹部膨満感や腹痛、硬便による排便困難などが起こることが多く、排便時に４回に１回以上の頻度で排便困難感や残便感を感じる場合は生活に支障が出てきて、何らかの治療を要する」とあります。

Rome Ⅳ　慢性便秘の判断基準

1「便秘症」の診断基準

以下の6項目のうち、2項目以上を満たす

a.排便の4分の1超の頻度で、強くいきむ必要がある
b.排便の4分の1超の頻度で、兎状糞便または硬便である
c.排便の4分の1超の頻度で、残便感を感じる
d.排便の4分の1超の頻度で、直腸肛門の閉塞感や排便困難感がある
e.排便の4分の1超の頻度で、用手的な排便介助が必要である
f.自発的な排便回数が、週に3回未満である

2「慢性」の診断基準

6カ月以上前から症状があり、最近3カ月間は上記の基準を満たしていること

いかがでしょうか。これですと、毎日ウンチが出ていても排便時に怒責したり、残便感があったりするなら慢性便秘ということになります。ウンチは出ているのに、それでも慢性便秘なのでしょうか。

このように、ウンチが出ないことが気になり、「もしかして自分は、便秘なのかな」と思っても、その判断は簡単にはつかないことが多いようです。

私は、ここで便秘の定義を明確にしたいわけではありません。「本来体外に排出するべき糞便を十分量かつ快適に排出できない状態」、それを便秘と考える、考えないにかかわらず、長く続いて慢性化すると、必ず体に深刻なダメージが生じてきます。

毎日の排便の調子が悪いときには、けっしてそのままにせずに対策をすることこそ、もっとも大事なことなのです。もし、それが何年も続いているのだとしたら、絶対にそのままにしてはいけません。

私のもとに便秘対策のカウンセリングを受けに訪れる方たちのなかには、すでにウンチが出ないという悩みが5年以上続いている、10年以上続いている方は珍しくないですし、なかには30年以上続いているという方もおられます。

しかも、すでに体にさまざまなダメージが現われていることが多く、もっと早く「ウンチ」と向き合ってくださっていたら、こんなに長い間、苦しまれることはなかったのにと思わずにいられません。

高齢になるほど便秘の影響は深刻になる

慢性便秘は、これまで女性に多いと考えられてきました。しかし、60歳以上になると男女差が徐々になくなることもわかってきています。私が開催している便秘講座でも、高齢になるほど男性の参加者が多くなります。

年齢を重ねて運動する機会が少なくなると、筋肉の衰えが顕著になります。なかでも腸に刺激を与える腹直筋（腹部にある平たく長い筋肉）、腸腰筋（腰椎と大腿骨をつなぐ筋肉群）、大腿筋（大腿骨につながる筋肉）の動きが衰えると、腸の蠕動《ぜんどう》運動が鈍り、もともと便秘気味だった方はますますひどくなります。

便秘の症状に加えて、高齢になるにしたがい排泄にまつわる心配として起こってくるのが便もれと尿もれです。これらは、主に運動不足などによって骨盤底筋群が衰えて腸や泌尿器を支えられなくなり、下垂腸になることで起こってきます。

そうなると、トイレが常に気になり、出かけるのも億劫になってしまいます。便もれや尿もれが心配で食が進まなくなることもあるのです。

体の機能は本来、食べることでエネルギーを取り入れ、不要となった残りかすを古い細胞や老廃物とともに便として排泄することで維持されます。この循環がうまくいっていることが健康の基本中の基本です。

ところが、食べることへの関心に比べて、排便についての関心が一般に低いのはなぜでしょうか。複数の人でいっしょに食べることはよくありますが、排便するときはトイレで一人です。しかも、ウンチは汚いという思い込みがあると、人前で話題にすることは憚られるため、気になってもそのままになりやすいのだと思われます。

そのダメージは高齢になるほど大きくなります。私はこれまで行なってきた高齢者の方の便秘対策の指導経験から、若いときよりもはるかに便秘の影響が大きくなると感じています。

高齢になっても健康に暮らしている方は共通して排便がスムーズです。逆に、排便がうまくいかなくなると、生活の質が著しく低下し、生死に影響することさえあります。「快食」「快眠」「快便」は健康の三大要素といわれますが、100歳まで健康で歩ける人生を全うするには、食べる力と同じくらい排便する力が大切なのです。

排便力低下の最大要因はメンタルにある

ウンチが思うように出ないとスッキリしません。このままではいけないと思って運動をしたり、食事に気をつけたり、生活習慣を見直したりすると、少し改善します。それで安心して再び運動量が減ったり食事が乱れたりすると、またウンチの出が悪くなります。

たいていは、そんなことをくり返しているうちに、慢性便秘になっていきます。薬を利用して何とか排便しているという方が多くいますが、このままでいいのかと不安になり、私が主宰する便秘講座に参加される方もいます。

「できるだけ体を動かすようにしているのに、なかなか出ない」

「食事に気をつけているけれど、思うほど出ない」

「便秘薬やサプリに頼ってきたが、しだいにその量が増えてきている」

「このまま便秘が続いたら、どうなるのだろう」

私が普段、そんな方たちにカウンセリングをしていると、長く慢性便秘で悩んでいる方ほど、メンタル面に問題を抱えていることが本当に多いのです。ある強い感情を心の奥に押し込んだまま我慢して生活しておられます。

これまで3万人以上の方の便秘対策をお手伝いしてきましたが、長く続く慢性便秘ほど、その根っこにメンタルの問題があることがわかってきました。それを解決せずに、下剤や便通をよくするサプリを使って一時的に改善しても、すぐにまたウンチが出づらくなります。そうなると、さらにその量を増やして何とかウンチを出すしかなくなりますが、これでは便秘は慢性化する一方で、根本的解決にはなりせん。

これからご紹介するのは、そのような対処療法的なやり方を脱して、メンタルの問題と向き合いながら慢性便秘を解消された方たちのお話です。個人情報を守るため、文章はアレンジしてありますが、このなかで三つのポイント、「便秘は長引くほど体に大きなダメージを与えること」、「その根っこにはメンタルの問題があること」、そして、「その問題が解けてこそ便秘が根本から解消されること」をお伝えできればと思います。

♡ストレスを一つひとつ解いていくことで頑固な便秘が解消

Kさんは41歳の女性です。「20代のころからすると20キロも太っちゃったので、ぜひ痩せたいです！」と言って私が主宰するエステサロンに来られました。すぐ痩身メニューの6カ月コースに取り組みはじめたのですが、たいていは最初の1カ月で順調に痩せていくことが多いのに、Kさんはいっこうに変化が見られません。

カウンセリングをするなかで、痩せないのには彼女が秘かに抱えているストレスが関係していること、そしてその結果として、かなり長年にわたって便秘であることがわかりました。

相手に合わせることが上手なKさんは、会社の男性陣に体型をいじられても笑顔で返していました。そこに不規則な勤務体制が重なりストレスは溜まる一方で、それにつれて便秘もひどくなっていきました。1週間まったく便が出ないことは頻繁にあり、その都度、市販の便秘薬でなんとか排便するという生活が5年続いてきたそうです。

何を言っても笑顔のKさんに対する同僚の言葉はどんどんエスカレートしていき、「おい、デブ！　少しは痩せろ」「ブタは仕事ができない」「この職場には女がいない」などと言われることはたびたび。さすがのKさんも、しだいに笑顔で切り返せなくなって、眠れない日も多くなりました。医者からは「うつ」と診断されたそうです。

そんななかで、何とか痩せて同僚を見返したいという悲痛な思いを抱えて、私のサロンに来られたと告白してくださいました。私は、ダイエットすることより、まず便秘の根っこにあるストレスを軽減させることが重要だと説明し、そこからいっしょに取り組み始めました。

ご自宅で毎日、「快腸マインドフルネス」（便秘対策のためのメンタルケア。詳細は2章で説明）を行なっていただきました。Kさんは、同僚が自分をダメ人間だと思っていると決めつけていましたが、「快腸マインドフルネス」に取り組むうちに、「こんな自分でいいんだ」と思えるようになったようです。

それにつれて、あんなにガンコだった便秘が改善しはじめました。1週間まったくなかった排便の回数が徐々に増えて2日に1回のペースで自力排便できるようになり、4カ月目には毎日自力排便ができるまでになったのです。それとともに体重が減っていき、うつの薬の量も徐々に減っていきました。

そして6カ月経ったころ、体重は12キロ減り、薬に頼らずに眠れるようになって、うつの薬はまったく飲まなくても済むまでになったのです。

♡30年間、〝週に一度下剤で排便〟の人生が大転換

この方は50歳代の女性です。最初は私のサロンでフェイシャルエステを希望されましたが、50歳代には見えないくらい若々しい容姿の方です。ところが彼女自身は、笑うと目元にシワが出来ること、わずかに目立つ鼻の毛穴、あごにできるニキビをとても気にされていました。

とくにニキビがなかなか治らないというお話を聞いていくと、じつはかなりひどい便秘であることがわかりました。さらにカウンセリングをしていくうちに、内面に非常に大きな課題を抱えていることに自ら気づかれたのです。

子どものころは、おしとやかにしなさいというのが母親の口癖で、彼女の友達に関しても、母親がいいという相手としか遊ぶことができませんでした。それでも彼女は大好きな母親の期待に応えようとしていましたが、弟が生まれたことで母親の興味は彼女から逸れてしまいました。

そのころからだそうです、便秘がちになったのは。いくら母親の望みどおりに行動しても、私は弟と同じような愛情はもらえないと勝手に自分をディスカウントするようになったと話してくれました。そうした母親の呪縛は、大人になっても続きました。

じつは彼女には見た目の美しさにこだわる癖があり、それも彼女を苦しめていました。母親の目と世間の目を気にして、キレイでいることにこだわってきたのです。結婚してからも、自分で収入を得てキレイにしていようと努めていましたが、それでも母親と夫が何も評価してくれないことにイライラしている自分がいたのです。

子どものころからの便秘がちは続き、大人になってからは週に一度、下剤を使ってなんとか排便する生活を続けていました。下剤が効きづらくなると量を増やしてなんとか排便していましたが、ときには下剤が効きすぎてタイミングが合わず、外で粗相をすることも。それが不安で、しだいに引きこもり気味になりました。

ときには、子どものころから30年以上苦しんできた便秘をこのままにしてはおけないと思い、食事の改善に取り組んだり、運動を試したりしたこともあったそうです。しかし、なかなか改善には至りませんでした。そんな状態のなかで私のサロンを訪ねて来られたのです。

さっそく食事と運動の改善に取り組むとともに、ご自分で「快腸マインドフルネス」に取り組んでいただきました。そのなかで、先述したような、とくに母親から承認されたいという欲求が心の大きな負担になっていることに気づいたのです。

それをきっかけに彼女の心のストレスは減少していき、今ある自分をそのまま受け入れることができるようになっていきました。そして、その変化が便通にもはっきりと現われてきたのです。

ある日、薬をいくら飲んでも簡単に出なかったガンコな便がパチンコの大当たりのようにどっさり出たそうです。それからは、自力での排便が楽になり、便秘薬に頼る回数もしだいに減ってきました。お肌の調子も見違えるほど良くなっていることがよくわかりました。

ここでご紹介したお二人とも、最初はエステを目的にサロンに来られたのですが、同時に、かなり深刻な便秘が長年続いていたのです。しかも、その根本には過剰なストレスが関係していました。

私はこれまで数多くの便秘対策を指導していますが、長く続く慢性的な便秘ほど、その根っこにメンタルの問題が横たわっています。そこを解決しないかぎり、食事や運動、さらには薬で一時的に改善しても、また便秘をくり返すことになります。実際に、「快腸マインドフルネス」に取り組むことでメンタルの問題に気づき、それがきっかけで長年続いた慢性便秘を解消した方たちがそのことを証明してくれています。

排便に対するメンタルは子どものころから形成される

ウンチに対して、皆さんはどういう感情をお持ちですか？　汚い、臭い、いらないもの、見てはいけないもの……。いろいろあるかと思いますが、だいたいがマイナスなイメージではないでしょうか。

本当は、ウンチを出すというのは空気を吸って吐くのと同じくらい、生命維持のために必要な当たり前の行為です。それなのに、なぜかウンチに対してマイナスのイメージを抱いてしまいます。

じつは、こうしたウンチに対するマイナスのイメージや恥ずかしさは、子どものころに植えつけられることが多いのです。赤ちゃんのころは、いつでもどこでもウンチをします。親はそのウンチを見て、「あら～、いいウンチ出たね！」と言いながらオムツを替えます。赤ちゃん本人は自覚がないかもしれませんが、ウンチをすることには何の抵抗もありません。

おそらく、オムツが取れて小学校に上がる前くらいまでの子どもには、ウンチをすることに対して恥ずかしいという思いはないでしょう。それどころか、ウンチの話をしてゲラゲラ笑ったり、ウンチの絵を描いたりして、何かとウンチ話が登場することが多いと思います。

小学校に上がってもウンチが好きなのは同じです。『うんこドリル』という子ども向けのドリルが流行りましたが、子どもの気持ちをよくとらえたヒット商品になっています。

ところが、小学生のあるあたりから子どもたちの内面に少しずつ変化が現われてきます。学校のトイレでウンチをすることに抵抗を覚えるようになるのです。私のうちは男の子ですが、小学校では絶対排便しないで家に帰ってくるまで我慢していました。女の子になると、その傾向はもっと顕著だと思います。トイレに行くことをからかわれたり、指摘されたりするのが嫌だからです。

そこには、ウンチをすることは恥ずかしいという思いがあります。どこかで、そういう概念が固定化されていくのです。いったい、どこで植えつけられてしまうのでしょうか。

『うんちはすごい』（加藤篤著　イースト新書Q）という書籍の中では、だいたい次のように指摘されています。

「幼少期のトイレトレーニングは人格形成に関わる大切なプロセスです。子どもへの語りかけ方しだいで、ウンチに対する快、不快の身体感覚は違ってきます。

たとえば、ウンチやおしっこで失敗したとき、親が躾だからと厳しく叱ったりすると、子どもは『ウンチやおしっこは悪いことなんだ』と間違って認識してしまいます。また、失敗したときに子どもの心をケアしないまま放置していると、失敗した焦りの感情から乱暴になったり心を閉ざしたりするかもしれません。子どもは体で起きていることと感情がうまくつながらないので混乱してしまうのです」

もし小さいお子さんが排泄で失敗しても決して怒らないでください。ギュッと抱きしめて、大丈夫だからねとやさしく声をかけてあげてください。親の安心感に包まれたお子さんの心は安定して、きっと排泄の問題をクリアしていきます。

長く便秘症で苦しんできた方たちのお話を聞いていますと、大人になっても子どものころの体験をずっと引きずっていて、今でもトイレを我慢することが癖になっている人はけっこう多いのです。

ですから、便秘の解消には大人になった自分が、子どものころに排泄にまつわることで味わった思いと向き合うことも必要です。それがきっかけで自然に便秘が解消した例もあります。

♡10歳ころから30年以上続いた便秘が解消

私のクライアントさんのなかに、子どものころから便秘気味で、高校生になってからは週1回のペースで下剤を使わないと排便できない生活を送ってきたという40歳代の女性、Hさんがおられます。彼女は、そんな生活をさらに続けることに限界を感じ、何とかしたいと普段住んでいらっしゃる海外から私の元に駆け込んで来られました。

社会人になってからはストレスでさらに便秘が悪化して、25歳のころからは毎日下剤を使うのが当たり前の生活になりました。でも、本人としては「体質だから仕方ない。一応毎日出しているから大丈夫」と楽観していたそうです。

しかし、30代になると使う下剤の量が増えてきて、だんだん「下剤が効かなくなったらどうしよう」と不安に。なんとかしようと食事や運動を気にしたり、腸もみ講座に通ったりして努力しました。その結果、下剤を使った排便が〝毎日〟から〝3日に1回〟くらいのペースにまで減少し、その状態で数年を過ごしました。

ところが、40歳を過ぎてタイに住むようになってからそのペースが崩れてしまいました。高温多湿のため新鮮な野菜が手に入らないので、比較的手に入りやすいキャベツを酢漬けにして毎日食べていたそうです。ときどき飽きてしまい食べないでいると、再び便秘がひどくなりました。結局、毎日下剤を使う生活に戻ってしまったのです。

とはいってもタイではなかなか下剤が手に入らないので、日本に帰るたびに大量に下剤を買い込んでいましたが、このままではどうなってしまうのだろうと心配になり、インターネットを使って調べているうちに私のことをお知りになってオンライン講座に登録されました。

また日本に帰省した際に、私からの紹介で中原和之医師（消化器内科ドクター　医療法人藤岡会藤岡医院副院長・医療法人藤岡会統合医療センター所長）の診察を受けました。30年以上も便秘に悩まされていたのに、病院で受診したのは初めてでした。

レントゲンで撮ったHさんの大腸は、とても腸管が細くなっていました。しかも、通常なら収縮運動のために輪状のひだひだ、もこもこの蛇腹になっているはずの大腸の平滑筋は、もはやレントゲンでは見えない状態でした。

これでは、大腸の蠕動運動がうまくいかず、便を肛門まで押し出すことができにくくなります。そのために腸管がどんどん細くなり、そこに便が詰まってしまいます。H

さんの場合は、3日前に検査で飲んだ造影剤のバリウムが下剤でも出ていないほど腸管が詰まっていたのです。

私のサロンでは、まず、それまで飲んでいた刺激の強い市販の下剤を非刺激性の下剤に変えていただきました。それによって、下剤の強い刺激に慣れ切った大腸の蠕動運動を復活させることが狙いです。

同時に、運動面とメンタル面でのフォローを行ないました。とくに「快腸マインドフルネス」を通して、子ども時代の家族との確執のなかで抱えたままになっている感情があることに気づかれました。それがひどい慢性便秘の根っこにあることを知ってとても驚かれましたが、それと同時に納得もできたそうです。

その感情が解かれていくにつれて、10歳のころから30年以上苦しんできた便秘が解消に向かっていきました。

私は、これまで3万人以上の方たちの便秘対策をお手伝いしてきましたが、排便という行為はメンタルと密接に関係していると考えています。とくに、子どものころから便秘がちで、大人になってからいろいろやってみても慢性便秘が解消しないのだとしたら、その当時から引きずっている強い感情が原因である可能性があります。

本書で「快腸マインドフルネス」を実践する際には、とくに子どものころに抱いていた排便に対する感情と向き合うところから取り組んでみることをおすすめします。

全校生徒にオナラを聞かれ便秘と下痢をくり返す

じつは、私も子どものころに体験した、学校での苦い思い出があります。少しお恥ずかしいですが、思い切ってお話しすることにします。

私が中学生のころのことです。朝礼の時間、全校生徒が体育館に集まって校長先生の話を聞いていたときでした。冬の底冷えする体育館に体育座りで長時間いたので、お腹が冷えてしまったのだと思います。腸の調子が制御不能となり、プゥ〜とオナラが出ちゃったんです。校長先生のお話が一旦止まり、体育館はシーンと静まりかえりました。

そんななかで、こともあろうに2発目、3発目をプ〜ゥ、プゥゥルルルと奏でてしまったのです。真っ赤になった私と、必死に自分じゃないとジェスチャーで訴える私の後ろの生徒に全校生徒の視線が集まりました。

会場中が、大爆笑してくれたらまだ救われたのかもしれませんが、中学生はそこそこ大人なので少々ざわついた後、淡々と朝礼が再開しました。私が傷つかないように、教室に帰っても大抵の生徒はスルーしてくれました。

保健係の女子二人が「お腹の調子が悪かったんでしょ？　大丈夫？」と心配してくれましたが、彼女たちの口元が笑っていたのを私は見逃しませんでした。「学校中の笑い者になってしまった」という恥ずかしさで心は張り裂けそうでした。好きだった男子生徒にも「きっと幻滅された。オナラした笑い者の私は、彼と対等に話なんかできない」と決めつけ遠ざけてしまいました。

それからの私は、全校集会や大きな集まりが苦手となり、そのときの恥ずかしさが蘇るたびに冷や汗と緊張、下痢に苛まれました。集会の途中でトイレに駆け込むのが恥ずかしいので最初からサボったり、気分が悪いフリをして保健室へ行ったりすることも。入学式や卒業式などでは、皆が感極まる場面でも、私はお腹の調子とオナラの心配ばかりして気が気ではありませんでした。

そうしたことがきっかけで、私はこのころから便秘と下痢をくり返すようになりました。そして、「排泄は恥ずかしい」という思い込みと自己肯定感の低さが外れるまで、ずっと長く苦しみました。

これは、私の体験ですが、どなたも多かれ少なかれ排泄にまつわるエピソードを抱えているのではないのでしょうか？　私のような経験をしたら、登校拒否になったり引きこもりがちになったりしてもおかしくないと思いますが、私がそこまで至らなかったのは、わが家の風習があったからだと思います。

私の両親は、オナラを我慢しない家庭で育ったようで、当然のようにわが家でもその風習が継承されていました。父はこたつで寝ていると、わざと地響きするような大きなオナラをして子どもたちを驚かせていました。母は多少控えめで、オナラをすると「いや〜すまん。すまん」と、なぜか男言葉になって悪びれる様子なく謝ります。

便に対しても大らかで、ある日父に、「久美子、いいものを見せてやろう！　こんなきれいな一本は見たことないだろう」と和式トイレで自慢げに、途切れなく続く長いウンチを見せられたこともあります。「うわ〜。大人になったら、こんなすごいウンチ出るんだ〜」と感心したものです。それから私も長いウンチをするたび父親を呼び出し、「こないだのウンチよりすごいんじゃない？」と長さ自慢を競い合いました。

思春期になって、わが家はほかの同級生の家庭とはちょっと違うのだと知りました。それからは、排便や放屁に遠慮のない両親が下品に見えて「もう～、やめてよ～」と文句を言っていました。

そんな家庭で育った私でも、「排泄は恥ずかしい」という気持ちが芽生えた中学生のころ、全校生徒の前で放屁してしまったことは最悪のショッキングな大事件でした。ところが、わが家でそのことを話すと、大爆笑の渦でした。父は、「おお～、体育館中に鳴り響くオナラは、さぞ気持ちよかっただろう」と上機嫌です。なんということでしょう。この恥ずかしい事件は、わが家では手柄となったのです。

こんな私の両親は、お陰様ですこぶる元気で快腸です。父は77歳にして初フルマラソンを完走したのを皮切りに、現在は82歳ですが、毎年出場するマラソン大会で最高齢ランナーとして表彰されています。母も今年80歳で、尿もれや便もれを気にしながらも骨盤底筋群のトレーニングに励んでいます。

排泄に対する過度な心配が心の重しになることも

私の恥ずかしいエピソードをお話ししてしまいましたが、私のような大事件でなくても、ちょっとしたきっかけで便秘になったり、排泄に対して恐怖心を抱いたりすることはよくあることなのです。

・おねしょが治らず、親にがっかりされた
・修学旅行で、おねしょが心配で眠れなかった
・社会人になって、業務が忙しくトイレに行くのを我慢している
・好きな人と一緒にいると、トイレのタイミングが伝えにくい
・緊張しすぎて何度もトイレに駆け込む
・下剤が効きすぎて下着を汚してしまった
・病気で下痢になり下着を汚してしまった

子どものころの排泄の失敗を引きずってしまうこともあれば、大人になってからの排泄の失敗を引きずってしまうこともあります。そのために排泄に対して過度に心配

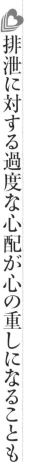

を抱くようになり、それが心の重しになってしまったり、ひどいと、「人間失格」と自己否定するところまで行ってしまうこともあるのです。

Rさんは、30代の女性です。小学生のころにトイレでウンチをしようとして、とてもつらい体験をしたそうです。それまでは、毎朝快便で便秘を気にするようなことはまったくありませんでした。

ある日、たまたま寝坊して、毎朝登校する前にすましていた排便をしないまま登校しました。給食を終えて、便意を感じてトイレに駆け込んだそうです。ところが、普段はスルっと出るウンチがなかなか出てきません。

給食後のトイレはラッシュの時間帯です。すぐにトイレに列が出来てしまいます。「長いよね～」「誰が入っているんだろう」「ウンチなんじゃない？」「え～、学校でウンチ～？　いやだ～くさ～い」と、外から話し声が聞こえてきました。

これ以上時間をかけていきんでいたら、ウンチしていたことがバレてしまい、からかいの的になってしまうと排便を中断しました。ドアを開けて、排尿ですけど何か？というポーズで動じずに手を洗い、そそくさとトイレを後にしました。

そのときRさんは、もう家でしか排便をしないと心に誓ったそうです。ところが、それから4日間便が出ない状態が続き、とうとう授業中に冷や汗が出るくらいの腹痛に見舞われ、救急車で運ばれる大騒ぎになってしまいました。案の定、学校では「フン詰まりで救急車に運ばれた生徒」といううわさが広がり、Rさんは、恥ずかしくてしばらく学校に行けなかったそうです。

それ以来、家以外のトイレでは安心して用を足すことができません。大人になってからも便秘で悩まされています。仕事のパフォーマンスは上がらず、旅行に行っても楽しめません。

私の元に相談に来られたときは、「1週間ウンチが出ず、下剤を使って排便する」ということをくり返していました。子どものころに体験した排泄に対する過度な心配が、大人になっても心の重しになっていたのです。

「排便メンタル」を変えることこそ便秘解消のカギ

慢性的な便秘ほど、その解消のいちばんのカギは排便に対するメンタル、すなわち

「排便メンタル」を整えることになります。

まず、よく知られているように、メンタルを整えるにはストレス解消が必要です。おいしいものを食べる、お酒やカラオケ、ショッピング、旅行、ガーデニング、編み物など自分に合ったことを楽しむことや、運動をする、自然と触れ合う……。そうしたことがストレス解消になります。私の場合は、温泉です。地元熊本の阿蘇山を眺めながら露天風呂に入ると、大地からのパワーをいただいたように元気になります。

ところが、こうしたストレス解消法で一時は元気になっても、また同じ環境で過ごしているとストレスが溜まってきます。それは、ストレスの本当の原因が取り除かれていないからです。

そもそもストレスとは、心の奥深くに押し込んで我慢してきた感情に蓋をしているプレッサーのことです。大切なのは、そのプレッサーに気づいて我慢してきた感情と向き合うことです。

とくに排便については、子どものころからの感情も含めて、自分がどのような感情を抱いてきたかを見つめ、気づきを得ることが重要なのです。そのためにおすすめしているのが「快腸マインドフルネス」です。詳細は2章で紹介しますが、ポイントは、できるだけリラックスした状態で、ゆっくりと現在と過去の出来事を見つめながら、自分を苦しめている原因がどこにあるのか見つけていくことです。

これは、50歳代の男性のMさんが「快腸マインドフルネス」を体験したときの様子です。いつもお腹の調子が悪く、便秘の悩みを長年抱えていました。お話を聞いてみると、イライラのいちばんの原因は上司の高圧的な態度だと言います。「快腸マインドフルネス」は誰でも一人で取り組むことができますが、Mさんの場合は、その場で私といっしょに体験をしてもらいました。

私はMさんに次のように問いかけました。

Q　上司にイライラするのはなぜ？

↓マウントを取って（自分の優位性を示そうとして）、こちらをコントロールしようとする幼稚さが許せない

Q　どうして幼稚さが許せないのだろう？

↓大人の態度を取るのが常識で望ましいから

Q　その常識って誰が作ったんだろう？

↓父親が言っていた

（ここで、Mさんは父親の思考が自分に入り込み、父親の価値観で世間を生きていたことに気づかれました）

Q それはなぜ？

↓父親に認められたかったから。父親にもっと愛してほしかったから

こうしたやり取りを通して、Mさんは子どものころに出来上がった父親への承認欲求が、大人になっても色濃く自分の生き方に影響していることに気づかれました。

大人になった自分は、自分で自分を愛することができるし、大人になった自分と父親は別々の人格であることを受け入れることで心が楽になることにも気づかれたようです。その後は、ご自分で「快腸マインドフルネス」を続けられ、排便に対するマイナスの感情から解放されていきました。それとともに、お腹の調子が良くなり、便秘も解消に向かっていったのです。

イライラやモヤモヤの原因が自分の中にあることを認め、自分のことと他者のことを分離して考えられるようになると、それまで自分を苦しめていた感情を我慢する必要がなくなります。すると、自律神経の緊張がゆるみ、交感神経と副交感神経のバラ

ンスが良くなって消化活動は活発になり、便秘も解消されていきます。

じつは、慢性便秘で苦しんでおられる方たちのカウンセリングをしていますと、「自分が本当にしたいこと」がわからないとおっしゃることがとても多いのです。「快腸マインドフルネス」で自分の心模様を静かに追っていくと、一見、お通じとは関係のないように見える悩みが、じつは便秘とも繫がっていることに気づかされます。

「快腸マインドフルネス」は、特別な知識やテクニックがなくても行なうことができます。本書の2章をお読みいただければ、今すぐ誰でも取り組むことができます。

心と体が整えば、次第に自分の人生の主人公は自分だと気づき「本当にしたいこと」に我慢しなくなります。

気づいたら便秘が解消していた

ネットで検索するだけでも、便秘を解消するための食事や発酵食品、運動などさまざまな情報を見つけることができるでしょう。しかし、それらを実践してみても、長年苦しんできた慢性便秘は解消されず、半ば諦めている方はとても多いと思います。

それは、ここまでお話ししてきたように、根っこにあるメンタル面に目を向けることが抜けているからです。私の便秘対策のカウンセリング経験では、長年続く慢性便秘であるほどメンタルが深く関係しています。

もし、あなたが何を試してもなかなか解消されない便秘で困っているとしたら、自分自身のメンタル面を考えてみてください。じつは、心が便秘を通じてSOSを発しているのかもしれません。昔から病気は「気づきの贈り物」という考えがありますが、便秘と向き合うことはまさしく今の自分を見つめ直すチャンスです。

とはいっても自分を見つめるのは簡単なことではありません。何となく自分を見つめていても何も見えてこないかもしれませんし、かえって迷路にはまりこんでしまうかもしれません。

私が推奨している「快腸マインドフルネス」は、誰でも簡単に取り組むことができます。そのなかで、自分が排便することにどんな感情を抱いてきたか見つめていきます。子どものころまで遡ることもあります。苦しい自分が見えてくるだけでなく、いろんな自分が見えてきて愛おしくなったりします。

そんな体験を重ねているうちに、気づいたら便秘が解消しているということが本当によく起こります。それが、私がこれまで数多くの便秘対策の指導で目撃してきた事実です。

メンタルが変わると薬に頼らず慢性便秘が解消!

便秘講座では、カウンセリングを通して便秘の状況と原因を探り、その方の状況に合ったプログラムを組み立てます。その柱となるのがご自宅で行なっていただく「快腸マインドフルネス」です。腸の動きを刺激するための「快腸ストレッチ」と、お腹を中心にストレスを取り筋肉をゆるませる「お腹タッチセラピー」を組み合わせて行なっていただくこともあります。

これから紹介するのは、慢性便秘の悩みを秘かに抱えていた自分と向き合うなかで、便秘の根っこがメンタルにあることに気づき、「快腸マインドフルネス」を中心に「快腸ストレッチ」と「お腹タッチセラピー」を実践された方たちのレポートです。この方たちも、今は自力で排便できる健康な毎日を過ごされています。

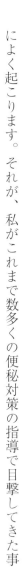

♡〝3週間に一度は薬で排便〟から、たった1回で自力排便

木口（仮名）さんは50代の女性で、市の男女共同参画活動の一環として開催された「快腸ストレッチ講座」を受講されました。木口さんは長年、持病の摂食障害のために食べ物を何日も受けつけなかったり、食べても吐いてしまったりするつらい日々を過ごされていました。

便通も悪く、3週間出ないこともあると言います。そんなときは下剤で排便するというくり返しです。何とかしたくていろんな病院にかかったり、断食道場や腸に良いという健康講座に参加したりしたこともありますが、便通は一向に解消しませんでした。

私が行なっている便秘講座をネットで見つけて気になったそうですが、初めての人に自分の便秘のことをさらけ出すことに抵抗があり、どうせ成果は出ないだろうと、そのままにしていたと言います。

そんなある日、市政便りの市民講座の欄に私の名前を見つけて、やはり参加してみ

ようと思い立ち、来られたとおっしゃっていました。

便秘講座は、「快腸マインドフルネス」と「快腸ストレッチ」、そして「お腹タッチセラピー」を組み合わせて60分行ないますが、木口さんの場合は講座が終わってから2時間後には自力でウンチが出たというのです。それまで21日間出ていなかったのが、まったく薬に頼らず排便できたことに本当に驚かれていました。

便通には運動だけでなく、メンタル面も深く関係していることを実感され、それからは自宅で「快腸マインドフルネス」と「快腸ストレッチ」を続けておられます。体調の波はあるものの、便通のリズムはとても安定しているようです。

今は、それまでのご自身の経験を活かして拒食症の方に寄り添う活動もされています。

ワンポイントアドバイス　腸に刺激を与えることも有効

ファスティング（断食）は消化管を休ませ、腸を整える効果があると言われていますが、私も以前、21日間のファスティングを行なったことがあります。ところが、いきなり始めたことで逆に便秘になってしまいました。

胃の中に何も入っていないと腸の消化活動は鈍ってしまいます。そのためにファスティングを始める前日までに食べた物の排泄物が腸内に留まったままになり、トイレに行ってもなかなかウンチが出ないのです。

本来は徐々に食事を調整しながら断食に入り、断食終了後も徐々に食事を元に戻していくやり方が正しいのですが、そのときは元の便の状態に戻るのに8日もかかってしまいました。しかも、ファスティング中はウンチのことが気になって仕事に集中しにくかったことを覚えています。

ファスティングにはさまざまなメリットがありますが、やり方を間違えると腸の動きが悪くなり、消化活動を乱してしまう恐れがあります。ファスティング中に限らず、腸の動きが悪くなると回復させるにはある程度の努力が必要になります。

そんなときは「快腸ストレッチ」などで腸に刺激を与えることが有効です。

♡30年以上ガンコな慢性便秘だったのに大量に出た！

福田（仮名）さんは40代の女性ですが、30年以上ガンコな慢性便秘が続いていました。お通じの解消につながればと思い、ベリーダンスやヨガを週に2、3回行なっていてもウンチの出はいっこうに変わらず、固いウンチを出すのがやっとという生活が続いていました。

じつは福田さん自身はＡＤＨＤと診断されていて、お子さんは発達障害です。いろんな生きにくさを感じておられるでしょうが、それをみじんも感じさせない明るい方です。

あるとき、私が消化器内科ドクターとともに開催したモニタリング講座に参加してくださったことがあります。そこで紹介した「快腸マインドフルネス」をオンライン講座でも受講され、少しずつコツをつかんで実践されました。

心を静かにして集中できるようになるにつれ、自律神経が整ってきて腸が動くようになりました。2カ月経ったころ、「びっくりするくらい長いうんちが出ました！　コロコロじゃない便を見るのは久しぶりです！」と伝えてくださいました。3カ月後には、とても状態の良いウンチがほぼ毎日コンスタントに出るようになったそうです。

その経験を活かして、今は腸活ヨガの講師としても活躍されています。

ワンポイントアドバイス

集中しやすいスタイルを見つける

「快腸マインドフルネス」を行なうとき、おすすめしていることがあります。それは、目の前で起こったことで感情が激しく動いたときに、自分の体にどんな反応が起こっているかを振り返ってみることです。

たとえば、日常で何かに遭遇したとき、心臓がバクバクしたり、背中がぞーっとなったりすることがあります。それは、今起こっている現象に反応しているのではなく、過去にショッキングな出来事を経験したときに抱いた感情が心の奥に残っていて、それが体の反応として現われていることが多いのです。

「快腸マインドフルネス」を行なおうとしても、今の感情にとらわれたり、別の考えが脳裏をよぎったりして気が散ってしまうときは、自分の呼吸や体の反応に意識を向けてみることをおすすめしています。それでも集中できないときは、できない自分を責めるのではなく、そんな日もあるさ〜と流してしまいます。

なかには、集中するために静かに座っていることが苦手だという人もいます。その場合は、立って行なってもいいのです。自分が集中しやすいスタイルが見つかると、随分、集中しやすくなります。

福田さんも、集中できるスタイルをつかめてからは随分、気持ちが楽になっていかれました。それとともに、便通が解消されていったことは言うまでもありません。

♡出産後の便秘が下剤なしで解消！

柏原（仮名）さんは20代の女性で、独身のころはそこまで排便で苦労したことは無かったそうです。ところが、妊娠してお腹が大きくなるにつれて便秘気味になり、出産で会陰切開（陰部を切って赤ちゃんの頭を出すこと）してからは力を入れるのが怖くなり、下剤に頼るようになりました。それ以来、2日に1回下剤を使って排便するのが普通になっていました。

このままではいけないと心に決めて、便秘講座に参加されました。そのころは授乳中で、寝かしつけたり夜中に何度も起きたりする毎日でしたが、講座で「快腸マインドフルネス」と「快腸ストレッチ」と「お腹タッチセラピー」の実践法を学び、自宅で続けられました。

赤ちゃんと過ごすなかでは心静かに集中する時間を取るのに苦労されたようですが、

はじめて1週間後には「下剤を使わなくてもウンチが出るようになりましたぁ」と報告してくれました。

忙しい毎日だからこそ、静かに落ち着ける時間がわずか数分あるだけで育児のイライラが少なくなったと喜んでおられましたが、はじめてから3カ月経ったころにはまったく薬なしで排便できるまでに。今でも、毎日続けておられます。

ワンポイントアドバイス　妊娠と出産の代償

じつは、妊娠と出産がきっかけで慢性便秘になったり痔になったりする方は少なくありません。生理前や妊娠中は女性ホルモンの作用で、卵子や胎児を安定させる生理機能が働きます。このとき排便力がセーブされるために便秘になりやすいのです。しかも、いきみすぎると腸が下垂したり、肛門が切れたりします。

赤ちゃんを産む代償に腸の下垂や腸の粘膜が出てきてしまうこともあります。また、出産のときに切れた肛門が排便のたびにさらに広がったり、ペーパーで拭くことで炎症が起きたりして、肛門がニキビみたいに腫れることまであります。

産後のそういった症状に関しては、恥ずかしがらずにぜひ肛門科にご相談ください。

子育てが忙しいからと後回しにして痔が悪化してしまい、手術することになったママたちからの便秘相談は数多くあります。

♡更年期による慢性便秘が解消！

中島（仮名）さんは40代の女性です。若いころは、あまり便秘に悩むことはなかったそうですが、40代の後半になってきてウンチが出ない日がたびたびになりました。

ホットフラッシュ（いきなり顔や体が熱くなり汗をかいたりする現象）や、気持ちの浮き沈みが激しい不定愁訴《ふていしゅうそ》も気になり、産婦人科を受診しました。そこで、便秘と更年期のイライラや気持ちの落ち込みに良いとされる加味逍遥散《かみしょうようさん》という漢方薬を処方されて飲みはじめました。

それから2カ月で排便の調子は良くなったそうですが、薬を飲まないとまた便が出ない状態になってしまいます。これでは、ずっと薬を飲み続けなければウンチが出ない体になるかもしれない、なんとか自力で排便したいと思い、私の便秘講座に参加されました。

中島さんは月に一度か二度ヨガをされていて、食事にもとても気を使い、できるだけ自然の食材や手作りのものを食べていました。ところが、それだけでは十分でないので、メンタルに根本的な原因があるかもしれないと気づかれたようです。

さっそく「快腸マインドフルネス」と「快腸ストレッチ」に取り組みはじめましたが、最初の1週間で便通が良くなることを体感されました。そこで中島さんは、医師と相談して漢方薬を止めてみました。その効果はすぐにはわかりにくかったのですが、1カ月経ったころには自力で排便ができるようになっていたのです。

その後も「快腸マインドフルネス」を毎日続けておられますが、今は漢方薬に頼ることもなく2日に一度のペースで自力排便ができるようになっています。

ワンポイントアドバイス　便秘対策をすることは体の変化に対応すること

ゆらぎ世代といわれる40～50代は、男性も女性もホルモンの変化でさまざまな体調の変化や不定愁訴を経験します。女性は、閉経を迎えますので、生理で老廃物を体外に出す生理機能がなくなり便秘がちになる方が多くなります。

また、この時期、筋肉が衰え体力もガタンと落ちやすく、顔の汗がひかなくなったり、手足がしびれたりと、それまでの自分の体とは違うことに戸惑うこともあります。仕事と趣味、家庭と交友関係などを同時にあれこれ処理できていたはずなのに、うまくできないことに焦りを覚えることも増えます。

それまでの若さや美しさを基準にしていると、どうあがいても訪れる見た目の変化を認めることができず苦しくなることも。

このように、40~50代は、今までどおりのペースで生活をしていては体と心が悲鳴をあげる世代なのです。

更年期は、だからこそ今までの生活を見直すチャンスです。変化に気づかず今までの生活を続けると、生活習慣病や膠原病（自分の細胞を攻撃してしまう自己免疫疾患）といった病気にかかりやすくなりますが、何より便秘はいちばんわかりやすい警告なのです。

便秘に取り組むことは、更年期以降の体の変化に対応できる素養を身につけることにもつながります。

♡〝消化器内科の看護師なのに慢性便秘〟が1週間で変化

溝川（仮名）さんは40代の女性で、最初は私の美容講座を受講されましたが、たまたまその後に開催された便秘講座にも参加。じつは溝川さんは、消化器内科医院の看護師さんで、そんな自分が便秘で苦しんでいることは同僚にもお友達にも言えないまま15年以上こっそり悩んでいました。

排便は4～5日に一度のペースで、トイレに入ると1時間ほどこもりっきりでした。ようやく出てもコロコロのウサギのウンチでスッキリしません。3カ月に一度くらいは1週間まったく出ないこともあり、そんなときは下剤で出していました。

ところが溝川さんは、「こんなペースでも通院される方に比べれば軽いほうだ」と思い込んで、何もせずに過ごしてきました。ですから、初めて便秘講座を受けられたときは、自分の状態が本来の排便とあまりにかけ離れていることに驚かれたようです。もはや、このままにしておけないと自覚され、便秘ときちんと向き合うことを決意されました。

まず、慢性便秘になるのはメンタルに根本原因があることを理解されたようです。それから週1回「快腸ストレッチ」の講座を受け、自宅では毎日、トイレに行く前の「快腸ストレッチ」と、夜の「快腸マインドフルネス」を続けました。すると、1週間で少しずつですが毎日便が出るようになりました。初めはコロコロのウンチでしたが、1カ月経ったころには形のある15センチくらいのウンチが出るようになったのです。「山本先生にこのタイミングで会えて本当に良かったです。心と体は本当に一緒だと知ることができました。患者さんにもそのことを伝えたいと思います」とお手紙をいただき、私も感動しました。

ワンポイントアドバイス 我慢している自分を後回しにする罠から抜け出す

仕事や家事や子育て、なかには介護に追われる日々を送っていますと、「自分は、本当はどうしたいのか?」と問いかける暇もなく過ごしてしまいやすいでしょう。それでも、社会人だから仕事優先は当然だし、自宅に帰れば寝るだけの生活でも仕方ないと自分に言い聞かせて過ごしていませんか。

母親なのだから、子どもを一番に考えて自分より優先するのは当たり前。世の中の母親はみんなそうしている。嫁だから家族として親を介護するのはしょうがない。あの人に比べたら、今の私は恵まれている。病気はあるけれど、まだ最悪の事態にはなってないから大丈夫……。

けっして心からそう思っているわけではないし、何かモヤモヤしているけれど、無かったことにしてやり過ごしたり、他者と比べて安心したりしていませんか。もしかしたら、そのモヤモヤは「自分さえ我慢していれば」という思いから来ているかもしれませんよ。ずっと便秘で苦しいのも、そこに根っこがあるかもしれませんよ。

その我慢は、イライラする、やる気が出ないといった気持ちの面だけでなく、疲れが取れない、熟睡できないといった身体面の問題にもつながっています。なかでも便秘は、いちばんわかりやすい現象なのです。

薬を利用すれば何とかウンチを出せると考えていると、便秘の根っこにあるメンタルの問題が後回しになり、便秘はますます慢性化して、もっと大変なことになっていきます。我慢している自分を後回しにする罠から抜け出してみましょう。

♡高齢で体力が落ち、諦めていた慢性便秘が快便に！

土岐（仮名）さんは80代の女性で、便秘講座に参加された方たちのなかでは最高齢です。便秘には運動が良いと思うが、ヨガやピラティスは年齢的についていけない。だけど、「快腸ストレッチ」なら高齢でも取り組めると、実践しはじめました。

土岐さんのお通じは、週に1、2回のペースで、出てもコロコロのウンチという状態がここ数年続いていました。トイレの時間は長く、1時間かかるのが普通でした。ときには週1回も出ないことがあり、そんなときは市販の下剤を飲んで何とか排便していたそうです。

じつは60代までは快便だったのですが、70歳を過ぎて筋ジストロフィーの夫の介護を7年間自宅で続けたあたりから便秘がちになりました。トイレで長く力むせいか痔の具合もかなり悪くなりました。

そのころの土岐さんにとって、唯一気分転換になったのは、訪問看護が入る30分間だけガーデニングを楽しむことだったそうです。

土岐さんは、自分の体力に合わせて自宅でゆっくりと行なえる「快腸マインドフルネス」と「快腸ストレッチ」を毎朝トイレ前に行ないました。とくに「快腸マインドフルネス」は、体調が悪いときでも実行していると気持ちがスッキリするとおっしゃいます。

土岐さんの言葉の端々に、生前のご主人に対してもっとやりたいことをやらせてあげればよかったという自責の念を感じましたが、「快腸マインドフルネス」を続けるうちに、7年間も介護した自分を褒めてあげたいという気持ちに変わっていかれました。

それにともなって、お通じは〝3日に1回〟から〝2日に1回〟と増えて、力まないでもバナナ状のウンチが出るようになりました。痔の具合も良くなってきています。

ワンポイントアドバイス　ウンチが出やすい体のポージング

今は洋式トイレが普通になっていますが、じつはウンチをする理想的な姿勢は和式トイレでの姿勢です。この姿勢は、普段便が漏れないように直腸を折り曲げて支えている筋肉をゆるませ、肛門に向かってウンチを出しやすくするからです。

そうはいっても、今はほとんどが洋式トイレになっています。そこで、洋式トイレでもウンチがスルっと出やすい体のポージングがあります。
①トイレに座って、つま先を立てる
②お辞儀をするように前かがみになる
③肛門からウンチが出そうになったら、出るギリギリで体を起こす
④万歳をして肛門の力を抜く
①のつま先立ちが難しい場合は、台を使って足をあげると楽にできます。
ウンチがなかなか肛門まで下りて来ない場合は、ウンチが出そうになくても③のように体を起こしてみてください。再び②を行ない、また体を起こします。これをくり返してみてください。

それでもダメだったら、いったん④の万歳をして肛門の力を抜き、また同じことをくり返します。

何回かくり返しても出ないときは焦らずトイレを出て、次回トイレに入ったとき、また同じようにくり返してください。

ウンチが出にくいときは強く力んでしまうでしょうが、そのときは呼吸を止めないようにしましょう。呼吸を止めると腸の動きが悪くなります。

♡子どものころからの腸の癒着が半年後に消えた！

渡辺（仮名）さんは40代の女性です。子どものころから便秘で、小学校の高学年から中学校までは、年に1回は学校から救急車で病院に運ばれるくらい慢性便秘で苦しんでいたそうです。

高校時代からは下剤を飲みだし、20代は毎日下剤でウンチを出していました。30代で出産して体質が変わったのか、便通が良くなりました。ところが40代に離婚を経験したあたりから、また便秘がちになりました。消化器内科を受診すると「腸が癒着しているから便が出にくいんですね」と言われ、便をゆるくする薬を処方されました。

薬は効きすぎると、1日中トイレから離れられなくなることがあります。このまま薬に頼ってウンチを出す生活から、なんとか卒業できる方法はないかと探しているうちに、私の便秘講座を見つけて参加されました。

カウンセリングをしていちばん印象的だったのは、渡部さんがいつも心配事を抱えていて、とてもストレスフルな女性であることでした。そんな彼女に合わせて3カ月のプログラムをつくり、自宅では毎日、「快腸マインドフルネス」と「お腹タッチセラピー」に取り組んでいただきました。

「快腸マインドフルネス」を通して、彼女は心の奥に、子どものころに感じた弟と母親への強いわだかまりがあることに気づかれました。「私は弟より母親に愛されていない」という感情が今も心に引っかかっていたのです。しかし、自らも親になり、「本当は母から愛されていたのだ」とわかったとき、ポロポロと涙が流れて止まらなかったそうです。

3カ月経ったころ、毎日ウンチが自力で出るようになっていました。腸に癒着があると診断されてから半年後に大腸のレントゲンを撮ってみると、異常な箇所はまったく見つかりませんでした。

ワンポイントアドバイス

過去につながっている不安や心配を転換

不安や心配は、過去に起こった経験につながっています。そのことに向き合い、受け入れていくことで、その感情は解消されていくのです。しかし、はじめのうちは「頭では理解できても、この気持ちだけはどうすることもできない」と諦めてしまいたくなるかもしれません。

経験とは、ある出来事を、五感を通して体感することだとも言えます。たとえば、自動車事故で相手の車とぶつかったとします。

そのとき、激しい衝撃を全身で感じ、筋肉が硬直して心臓がけたたましく脈打つのを感じるかもしれません。車が近づき大破して、破片が飛び散っていく様が目に焼きつくかもしれません。ブレーキや車が壊れる音を感じ、ガソリンやタイヤが燃える不快な臭いを感じ、緊張で喉が渇くのを感じるかもしれません。

このような事故を経験すると、普段の日常でも、車に乗っていて普通に他の車が近づいてくるだけで五感は同じように反応するようになります。まだ起こってもいない未来を予測して、心臓がドキドキして喉が渇き、筋肉が硬直するのです。

しかし冷静になって考えれば、何も起こっていないとわかります。必要なのは、今は何も起こっていないことを、五感を通して感じることです。それによって、過去がどうであっても未来がどうであっても「今、心地が良い」と思うことができるのです。「快腸マインドフルネス」では、便秘をきっかけにして、排便に関することだけでなく過去に起こった経験につながっている不安や心配を転換していきます。今の自分が過去のつらかったころの自分と向き合い、大人になった自分を肯定していきます。

過去に味わったことは変わらないと考える人もいますが、そう思っているのは今の自分です。その自分の目線を変えることで、「今、自分は心地が良い」と思えるようになり、落ち着いていられます。

本書を読み進めていくと、そのことを実感していただけると思います。

2章

毎日出せる
心と体をつくるメソッド

毎日出せる心をつくる「快腸マインドフルネス」

1章では、慢性便秘の根っこはメンタルにあり、そこから脱するために「快腸マインドフルネス」を中心に「快腸ストレッチ」と「お腹タッチセラピー」を実践している方たちが体験されたことをご紹介しました。

そこで2章では、それぞれの具体的な実践方法をご紹介していきます。

皆さんもご存じのとおり、「心身一如」という言葉は、心と体はひとつという意味です。体が不調になると、心も重たくなりふさぎがちになるという体験は誰にでもあることです。反対に、病は気からという言葉があるように、不安や怒り、恐れ、悲しみなどを抱えたままでいると、体の調子が崩れやすくなります。そのように、心と体は密接に繋がっているのです。

便秘も同じです。便秘が続くと気持ちも不安定になり、集中力や意欲が減退するでしょう。反対に、心の奥にメンタルの問題を抱えたままでいると、排便力が低下して便秘につながりやすくなります。

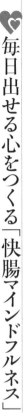

便秘の根っこにあるメンタルの問題でとくに多いのは、沸き起こる感情を心の奥にグッと押し込んで我慢しているケースです。「感情に振り回されるのは人間として恥ずかしいことである」という日本文化の影響もあるのだと思いますが、噴き出す感情が大きいほど、より大きな重し（ストレス）で蓋をして押さえ込もうとします。

私は、そのことが排便にも深刻な影響を与えているのだと考えています。心の奥にある感情を押し込むためにエネルギーを消耗すると、体が不要になった排泄物をウンチとして体外に出すエネルギーも減って便秘になりやすくなる。そんなイメージです。

逆にいえば便秘になるのは、心の奥に押さえ込まれた感情があり、それを解放して楽になりなさいという心のＳＯＳなのです。

もちろん、便秘は直接的には排便という腸の働きがうまくいかないことで起こりますから、腸に直接働きかけて排便をスムーズにすることは必要です。しかし、メンタルの問題と向き合わないかぎり、本当には便秘を解消することはできないのです。

私はすでに３万人以上の方たちに便秘対策の指導を行なってきていますが、そのために「快腸マインドフルネス」をおすすめしています。１章でご紹介したように、それによって30年以上続いた慢性便秘が解消された例もたくさんあります。

では、いよいよ「快腸マインドフルネス」の実践法をご紹介します。

〈毎日出せる心をつくる〉

☆「快腸マインドフルネス」導入編→75頁

☆「快腸マインドフルネス」活用編

Ⅰ　食べるマインドフルネス→78頁

初めての人でもイメージしやすい「食べ物」を使って、マインドフルネスの練習をします。これだけで体のエネルギーの巡りが良くなります。

Ⅱ　心の中の避難場所をつくるマインドフルネス→84頁

自分の心に避難場所を作ることで、ストレスを軽減できます

Ⅲ　ドラマ化するマインドフルネス→86頁

便秘の根っこにある心のトラウマに気づき、正面からゆっくりと向き合いながら、解放していきます。

☆補助編「ノートワーク」→92頁

〈毎日出せる体をつくる〉

☆「快腸ストレッチ」→95頁＋「トイレでエクササイズ」→103頁

☆「お腹タッチセラピー」→108頁

「快腸マインドフルネス」導入編

私は、飛騨高山の千光寺住職大下大圓僧侶（名古屋大学医学部非常勤講師）に師事し、臨床瞑想法を学びました。この臨床瞑想法には4つの瞑想法があり、その1つが「見つめる瞑想」です。簡潔に言えば、自己と他者の縁や距離を見つめていく作業です。

私たちの心の中には常にいろんな感情が沸き出てきます。その感情を「自縁」「他縁」「法縁」の3つに分けて整理します。

「自縁」とは自分との関わり、「他縁」とは他の人や環境との関わり、「法縁」とはすべてを超えた大いなるものとの関わりを指します。難しく思えるかもしれませんが、要はそれぞれとの関係について見つめ直し、そこで起こる感情を整理していくのです。

この臨床瞑想法をきちんと行なうには、しっかり指導を受けることが必要ですが、便秘対策に特化した瞑想法である「快腸マインドフルネス」は、誰でもすぐに実践できるようになっています。

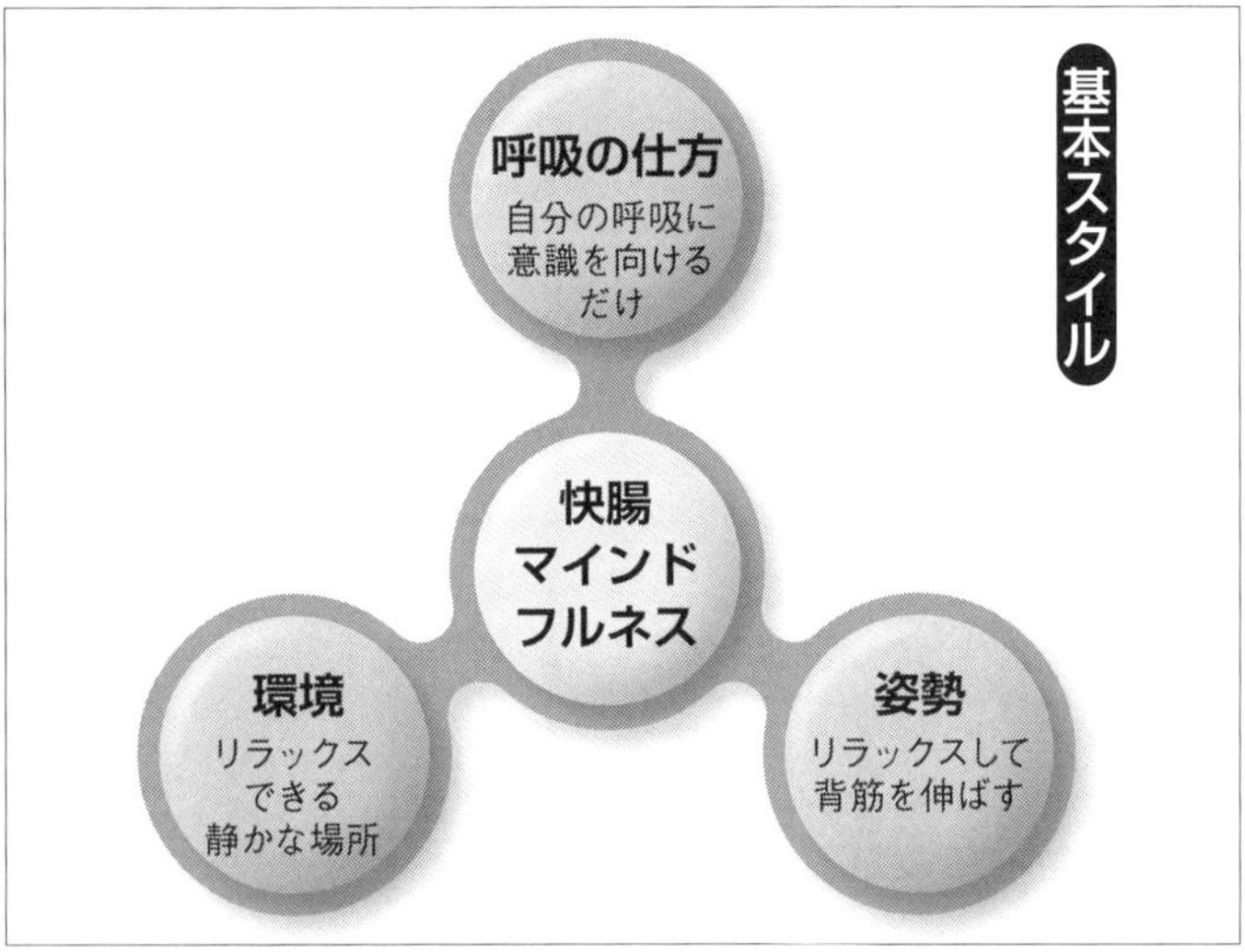
基本スタイル
呼吸の仕方
自分の呼吸に
意識を向ける
だけ
快腸
マインド
フルネス
環境
リラックス
できる
静かな場所
姿勢
リラックスして
背筋を伸ばす

まず基本となるスタイルをご説明します。ポイントは、環境＋姿勢＋呼吸の3つです。

【環境】

できるだけリラックスできる静かな場所を選んでください。リビングでもいいですし、お風呂の中や、静かな公園などでもいいかもしれません。ご自分が心から安心できて集中できる場所を選ぶことがおすすめです。

慣れてきたら、電車の中や立ったままでも集中できるようになりますよ。

【姿勢】

座禅などの瞑想法ではよく、座布団や座蒲に座った姿勢で行なわれます。しかし「快腸マインドフルネス」では、そのようなきちっとしたスタイルは必要ありません。

ポイントは、

・リラックスできていること

・（座っていても、立っていても）背筋が伸びていること

この2つです。ただし、椅子に座るときは背中を背もたれから離してくださいね。

【呼吸の仕方】

マインドフルネスでは、呼吸がとても重要な要素になります。

呼吸がゆったりしていれば気持ちもゆったりしてきますし、呼吸が荒ければ、気持ちも乱れやすくなります。反対に、気持ちの変化が呼吸に現われたりもします。ただし、正しい呼吸を意識しすぎると、返って緊張して体がゆるみにくくなってしまうので、ここでは2つのポイントを押さえておくだけで十分です。

・鼻や口の呼吸は、どちらでもやりやすい方で行なえばいい

・自分の呼吸に意識を向ける

「快腸マインドフルネス」では、自分と向き合い、我慢してきた自分に気づき、全ての自分を認めていきます。それだけですが、それでも気持ちがつらくなることがある

かもしれません。そんなときも呼吸に意識を向けていると、今の自分に戻って、ありのままを受け入れやすくなります。

以上のポイントを踏まえて、できるだけリラックスした場所を見つけて、背筋を伸ばして座るか立ち、少しの時間、自分の呼吸に意識を向けてみてください。

うまくできているかどうか心配する必要はありません。ここまでできればOKという明確な基準があるわけではありません。「なんとなくリラックスできたかな」と思えたら成功です。次の3つの活用編に進んでみてください。

どのマインドフルネスでも大事なことは、毎日出せる心をつくっていくことです。「全部、完璧にできないといけない」とは思わずに、気軽に行なってみてください。

「快腸マインドフルネス」活用編

I「食べるマインドフルネス」

「食べるマインドフルネス」では、赤、橙、黄、緑、青、紫、薄紫の7色の食べ物を

食べるマインドフルネス

1 深呼吸をする（1分）

一気に吸い込み、
吐くときはできるだけ
細長く（約20秒で3回）

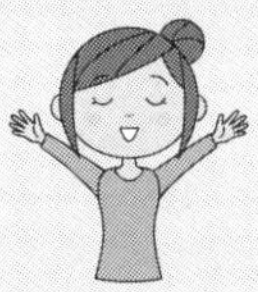

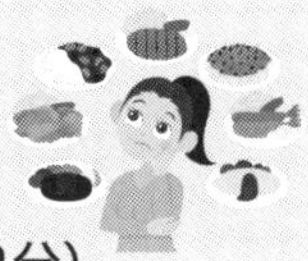

↓

2 7色を食べることをイメージする（1～2分）

実際に食べている感覚になり
体が反応する

↓

3 腸が動くのをイメージする（1分）

腸が蠕動運動をする様子を
イメージする

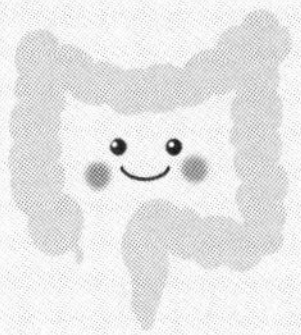

順番に想像しながら、食べる情景を思い浮かべます。五感をフル活用して、できるだけ具体的に食べ物の香りや歯ごたえ、喉ごしなどを想像しながら食べます。

7色の食べ物は81頁の表にあるように、7つのチャクラの色に対応しています。チャクラは内分泌系の調整をするといわれていて、7色の食材を食べることをイメージすることで、チャクラを通して体のエネルギーを巡らせ整えることができるのです。

とはいっても、チャクラに関心がなくてもかまいません。7色の食べ物をイメージして食べることで、体のエネルギーの巡りが良くなることだけ覚えておいてください。

まずはやってみて、ご自身で実感することがいちばん大切です。

行なうことは、1深呼吸をする、2 7色を食べることをイメージする、3腸を動かすイメージをする、の3つです。

1深呼吸をする（1分）

深呼吸を3回行ないます（1回20秒ほどで計1分ほど）。

〈手順〉

①まず、肩をギュッと上げて、それからストンと下ろします。

②呼吸は、吸うときは一気に吸い込み、吐くときはできるだけ細く長く、そして遠くに届くイメージで行ないます。ここまで約20秒が目安です。

これだけで自律神経の交感神経と副交感神経のバランスが整ってきます。今すぐ気持ちを落ち着かせたいときに行なってもいいですよ。

2 7色を食べることをイメージする（1〜2分）

色	チャクラ	食べ物
赤	基底チャクラ	トサカ（海藻）、赤味噌の味噌汁、イチゴ
橙	性チャクラ	キムチ、カラスミ、レンズ豆、みかん、ニンジン、かぼちゃ
黄	太陽神経叢チャクラ	大豆、ひよこ豆、みそ汁、チーズ、グレープフルーツ、レモン、たくあん
緑	心臓チャクラ	メカブ、ワカメ、アカモク、おくら、インゲン豆、キャベツ、枝豆
青	喉チャクラ	ブルーベリーヨーグルト、バタフライピーティー
紫	額チャクラ	ワイン、酵素玄米、紫キャベツ、梅干し、ビーツ
薄紫	頭頂チャクラ	紫いも、赤飯、紫蘇ジュース、紅ショウガ

〈手順〉
①それぞれの色につき一つ、ご自分がいいなと思った食べ物を選んでください。
②五感を使ってできるだけ具体的に様子をイメージしながら食べます。
〈視覚〉見た目はどうか。新鮮か、色は鮮やかか、瑞々しいか、美味しそうか、すっぱそうか……

〈触覚〉触った感じはツルツルか、ぬるぬるか、スベスベか、固いか、柔らかいか、冷たいか、温かいか……

〈嗅覚〉香りは甘いか、酸っぱいか、フレッシュか、生ぐさいか、ツンとするか、優しいか、懐かしいか……

〈聴覚〉歯ごたえとかのど越しは、シャキシャキか、ツルツルか、ゴツゴツか……

〈味覚〉味は、甘いか、しょっぱいか、酸っぱいか、苦いか、辛いか、フルーティーか……

食べるときは、しっかり咀嚼してから飲み込みます。実際に食べているのと同じような感覚になってくると、体が本当に反応するのを実感できます。

本当に好きな食べ物だと、想像するだけで唾液が出ることがありますが、そんな感じで7色の食べ物をイメージしながら食べてみてください。

3 腸が動くのをイメージする（1分）

〈手順〉

①手のひらをお腹の右横に当て、そこから「の」の字を描くようにお腹全体に優しく

触りながら直腸まで持っていきます。

このとき、食材が腸に届き、体中に栄養が運ばれていき、大腸がもこもこと蠕動運動をする様子をイメージしながら行ないます。

以上が「食べるマインドフルネス」です。大事なことは、イメージに集中することです。集中が深まってくると、自分の心と体がつながっていることを感じられるようになります。

なかなかイメージに集中できなくても焦ることはありません。そのときは、1の深呼吸に戻って気持ちを落ち着かせてください。それから、もう一度やってみてください。

「食べるマインドフルネス」で7色の食べ物を食べることに集中できるようになると、初心者でも容易に心の奥の世界（潜在意識）の入り口へたどり着けます。五感の中でも視覚で色をイメージすることがいちばん容易ですし、食べることは誰でも関心のあることですから、五感をフル回転して集中を深めやすいのです。

そんなことをしなくても自分の心と向き合うことはできると思われますか。ところが心は目には見えないので、想像したり映像化したりすることはそう簡単ではありません。

とくに、心の奥に押し込んできた傷ついた気持ちや感情には無意識に蓋をし、何も無かったことにして暮らしていることが多いので、その蓋を開けて冷静に向き合うことは簡単ではないのです。すぐに雑念がわいてきて、集中できなくなります。集中できない自分を責めてしまうと、ますます集中できなくなり作業を止めたくなります。ですから、快腸マインドフルネスでは、まず「食べるマインドフルネス」でイメージすることに慣れることからはじめることをおすすめしています。

Ⅱ「心の中の避難場所をつくるマインドフルネス」

このマインドフルネスは、気持ちが落ち着かないときのために「心の中の避難場所」をつくる作業です。

イメージのなかで、自分がくつろげる場所を探してみます。たとえば実家の縁側とか自宅の布団の中、桜の木の下など、誰からも傷つけられないで安心していられる場所です。イメージですから、どこにだって行けます。ストレス解消のために旅行に行けなくても、「心の中の避難場所」をイメージできるようにしておくと、気持ちが落ち着きますよ。

どんなに心穏やかでいようと努めても、予測不可能な状況に置かれると、不安になったり、怒りが沸いてきたりしやすいものです。そんなとき「心の中の避難場所」をイメージできれば、心が落ち着くまでそこに居続ければいいのです。それができるようになると、心に余裕が生まれ物事に動じることも少なくなります。

便秘についても同じです。いろんなことを試しても排便がないと、イライラしたり気持ちが不安定になったりします。でも、「心の中の避難場所」があると、気持ちが楽になります。それができるようになると、結果的にお腹の調子も良くなっていきます。

〈手順〉

①体の緊張をゆるめ呼吸に集中します（1分）。
②自分が安心で安全でいられる場所をイメージします（10秒）。
③心が落ち着くまで、その避難場所を満喫します（1〜3分）。
④呼吸に意識を戻します（30秒）。
⑤自分の手足や体に意識を戻して目を開けます（30秒）。

ここに記した時間は一応の目安です。手順①で、緊張をゆるめるのにもっと時間をかけても大丈夫ですし、手順③で、心が落ち着くまでもっと避難場所に居続けてもいいのです。

じつは「心の中の避難場所」を決めても、違和感があったり、すぐに違う場所へ行きたくなったりすることがあります。そんなときは、別の居場所を設定しても構いませんが、試しに「なぜ居心地が悪いのだろう？」「なぜ違う場所へ行きたくなるのだろう？」と自分に問いかけてみてください。その場所を無意識に避けていた理由が見つかるかもしれません。その答えは、次の「ドラマ化するマインドフルネス」を実践する際のヒントにもなります。

Ⅲ「ドラマ化するマインドフルネス」

ここまで二つのマインドフルネスを行なっていると、だんだんと心の中で明確なイメージを抱くことに慣れてきます。そう思えたら、次の「ドラマ化するマインドフルネス」に進んでみましょう。これは、過去の出来事を振り返りながら、そのときのつらさや苦しみを修復し手放していく作業です。

まず、これまでの体験で「嫌だったこと」「許せなかったこと」「悲しかったこと」「つらかったこと」などをイメージしてみてください。

思い浮かばないとき、反対に多すぎるときは、0〜5歳まで、5〜10歳までといった具合に年齢で区切ったり、小学生のころ、中学生のころ、高校生のころ、20代、30代、40代のころといったふうに年代で区切ったりするとイメージしやすくなります。

このとき、あまりつらい経験は思い出すと傷つくのではないかと不安になるかもしれません。しかし、心が落ち着いていて、静かに自分を見つめる感覚がそれまでのマインドフルネスで身についていれば、安心してイメージできるようになります。

自分のことをいちばん知っているのは自分自身です。もし「親から愛されていなかった私」に辿り着いたならば、そのころの幼い私をもう一度よく思い出して、「あなたもよく頑張ったね」と大人の私が幼い私をしっかりと抱きしめてあげてください。この愛情表現の作業が、セルフケアと自然治癒力へつながります。

同じ過去の出来事に対する感情であっても、そのときの自分が感じたのと、今の私が感じるのは違うことを発見できたりします。たとえば今まで、幼いころの自分が体験したことは、環境や他者のせいにして生き抜くしかなかったかもしれませんが、マインドフルネスを通して大人の自分から見ると別の見方もできることに気づき、そのときの感情を少しずつ手放せるようになります。

「ドラマ化するマインドフルネス」では、こうした作業をドラマ化して行ないます。

〈手順〉

①体をゆるめて呼吸に集中します（30秒）。

②過去の体験に登場する自分自身のほかに登場する人物を2～3人設定します。そして、ドラマの予告編みたいに3～10シーンくらいでストーリーを組み立ててみます。自分がイメージできる範囲のもので大丈夫です（1分）。

③そのドラマを、テレビを観ているような感じで外から見つめてみます（1分）。

④次に、それぞれの登場人物（自分自身、その他の人物）の役に自分がなってみて、そのときの気持ちを想像してみます（1分）。

⑤当時の自分が感じていたことと、今の自分が感じることに違いはないかと考えてみます（1分）。

⑥意識を呼吸に戻し、さらに自分の体に戻します（30秒）。

この説明だけでは難しいと思われる方もいるかもしれませんので、私自身が〝小学生のころに受けたイジメ〟をドラマ化してマインドフルネスを行なったときの様子をお話ししてみます。

小学生のころ私は、足にひどい火傷の跡があり同級生にからかわれていました。毎日、朝から標的にされるので学校が嫌で嫌でしょうがありませんでした。

そのころの情景をドラマ化しました。登場人物は私のほかに、同級生の男子、先生、親です。

①まず、呼吸に集中します。

②次に、学校のシーンを3つイメージしてストーリーを組み立てます。

〈シーン1〉ある朝、私が登校して教室のドアを開けるなり「足腐れが来た！　気持ち悪い」と一人の男子が言ってきて、周りの男子たちもせせら笑っています。

〈シーン2〉先生は、それを見ていても何もしてくれません。私は、そんな先生にがっかりします。

〈シーン3〉母親は、毎日泣きながら「転校したい」と訴える私に困り顔で慰めているだけ。結局、転校も引っ越しもさせてくれません。

③このドラマを、落ち着いた心で客観的に観てみます。
④次に、このドラマに登場するそれぞれの人物の役になって、その気落ちを想像してみます。すると、いろんな声が聞こえてきます。

〈同級生の男子〉私から成績を馬鹿にされ悔しくて、売り言葉に買い言葉で毎日言い争いになってしまった。言葉ではどうしても勝てないので、相手がいちばん傷つくような言葉（足腐れ、気持ち悪いなど）を投げつけていた。

〈担任の先生〉明らかにどちらが悪いとも言えない生徒たちの言い争いを何度も止めたが、効き目がなく疲れてしまった。

〈母親〉「転校したい」と泣いて懇願する娘の傷ついた様子が可哀そうでならない。できるなら転校させたいが交通手段がない。自営業なので引っ越すこともできない。それに兄妹4人とも転校させることは難しい。学校に訴えてみても状況は変わらない。もどかしい気持ちを抱えているのがつらい。


私はこうした作業をしているうちに、当時の自分は一方的にいじめられていると思い込んでいたけれど、じつはその男子に対して敵対心丸出しの酷い言葉で攻撃していたことが見えてきました。

⑤今の自分の目線で、当時のつらい出来事や感情を冷静に見ることができると、かなり違った景色が見えてきました。

可哀そうだった私が結構逞しかったことを発見しました。また、「よく何年もあの状況で頑張っていたね！　偉い！」と自分を肯定することができました。

同級生の心無い言葉は、私の態度にも原因があってエスカレートしていったのかもしれないと思ったのです。同級生の負けたくない気持ち、周りの大人の振る舞いも納得できました。

それまでの私は、つらい体験に蓋をして何も無かったかのように過ごしていましたが、ドラマ化してその蓋を開けてみることで、「壮絶なイジメ体験」は「子どもの小競り合いの体験」へと認識が変わりました。

そのほかに、私は容姿への執着で「容姿がキレイでなければ世間から攻撃される」と幼いころから思い込んでいました。また、「男性は、女性を傷つける存在だ」と無意識に決めつけていたこともあります。私はこの「ドラマ化するマインドフルネス」でそうした自分がいたことにも気づくことができました。

その結果、私の心はすごく軽くなりましたし、何より「私は親からすごく愛されていたんだ」という気づきも得られました。さまざまなストレスからも解放されましたし、中庸な立場で物事を客観視することもできるようになりました。

今は、対人関係のトラブルもずいぶん減って風通しの良い過ごし方ができています。以前はひどかった下痢や便秘をくり返すこともありません。それどころか、便秘講座を主宰して、人のお役に立てることが嬉しくてしかたありません。

⑥最後は意識を呼吸に戻し、さらに体に戻しました。

ドラマのイメージから呼吸に意識を移し、更に自分の肉体を確認するために頭や顔、肩、足などを手でパタパタと軽くたたきました。

この本を読まれたあなたも、ぜひ「快腸マインドフルネス」を体験してみてください。

補助編「ノートワーク」

一般にストレス解消というと、お買い物をしたり、美味しい食事をしたり、お酒を飲んだり、旅行や温泉に行ったりといったことが思い浮かぶでしょう。しかし、それだけでは元の環境に戻ったとき、また同じ感情が沸いてストレスがぶり返します。

ストレス解消に本当に必要なのは、我慢している感情に気づくこと、その感情がなぜ生まれてしまうのかを探ることです。本書では、そのために誰でもすぐにできる方法として「快腸マインドフルネス」をおすすめしていますが、いっしょに行なうと助けになる作業があります。それが「ノートワーク」です。じつに簡単ですので、ぜひ試してみてください。

行なうことは、94頁にある項目に沿って、感じたことを適当なノートに書き出していくだけです。ひと通り書き終ったら、読み直してみます。

「快腸マインドフルネス」といっしょにこの作業を行なうと、さらに気づきを得やすくなります。

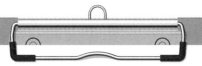

1 対人関係で最近モヤモヤしたこと

2 あなたが相手の立場だったらどうしますか？

3 2で書いたことの中に「～するべき」「～が当たり前」といった思考が含まれていませんか？気づくことはありますか？

4 3に書いた思考は、あなたに本当に必要ですか？

必要　　OR　　必要ではない

毎日出せる体をつくる「快腸ストレッチ」＋「トイレでエクササイズ」＋「お腹タッチセラピー」

(1)「快腸ストレッチ」

「快腸マインドフルネス」で慢性便秘の根っこにある感情を解放し、毎日出せる心をつくりながら、腸を刺激するストレッチである「快腸ストレッチ」で毎日出せる体をつくっていきます。

アスリートに便秘の人はいません。日ごろから腹筋や大腿部の大きな筋肉をはじめ、全身の筋肉を動かすことで、腸が刺激されているからです。当然、ウンチもスムーズに出やすくなります。

アスリートほどではなくても、運動をして筋肉を動かしていれば排便しやすくなります。ところが、運動が苦手な方や面倒くさがりの方、体調不良で横になっていることが多い方、高齢で体を動かすことが減っている方などは、筋肉を動かすことが減っているので、どうしても排便力は低下しやすいのです。

それならばと運動をはじめてみたものの長続きしないことは多いですし、なかには、

「やっぱり自分は続かない」「またダメだった」と諦めてしまう方もいます。

じつは、かなり軽い運動でも、排便力に必要な筋肉を理解して行なえば、ウンチを出す助けになります。とくに私がおすすめしている「快腸ストレッチ」は寝たまま行なうことができ、どんな面倒くさがりの方でも効果を期待できます。

その手順は、このような流れになっています。

①寝ながら伸びあがる（1～2回）
②寝たまま両膝をつけて曲げ、左右にパタパタと倒す（左右15回ずつ）
③骨盤底筋群トレーニング（10秒間を10回）
④左膝と右肘をくっつけ、次に右膝と左肘をくっつける（左右交互に2回ずつ）

「快腸ストレッチ」は、朝の起きがけや夜寝る前に行ないます。日中でも横になれる場所があれば、数分で行なうことができます。大事なのは毎日続けることです。とくに朝の起きがけに行なうと、体内スイッチがONになり血行が良くなりますし、内臓や自律神経が正常に動きだします（水分を取ってから行なってください）。

このストレッチを寝る前に行なうと、筋肉がほぐれ、血行が良くなるので快眠にもつながります。快眠できると成長ホルモンの分泌量が多くなり、細胞の修復や疲労回復、基礎代謝アップ、脂肪燃焼アップなどの効果も期待できます。もちろん、便秘対策にもなります。日中やるには軽めのストレッチですが、食後2時間は空けてください。

いずれにしても、ご自分のライフスタイルに合わせてリラックスできる状態で行なってください。2週間ほど続けていると、お通じが良くなるだけでなく、体調や体型、睡眠なども変化してくることに気づかれるでしょう。するともっと楽しくなり、習慣化しやすくなります。

では、一つずつ説明していきます。

［以下の①〜④は、4つ折りにしたバスタオルを丸めて腰の下（尾骨の下）に入れて行ないます］

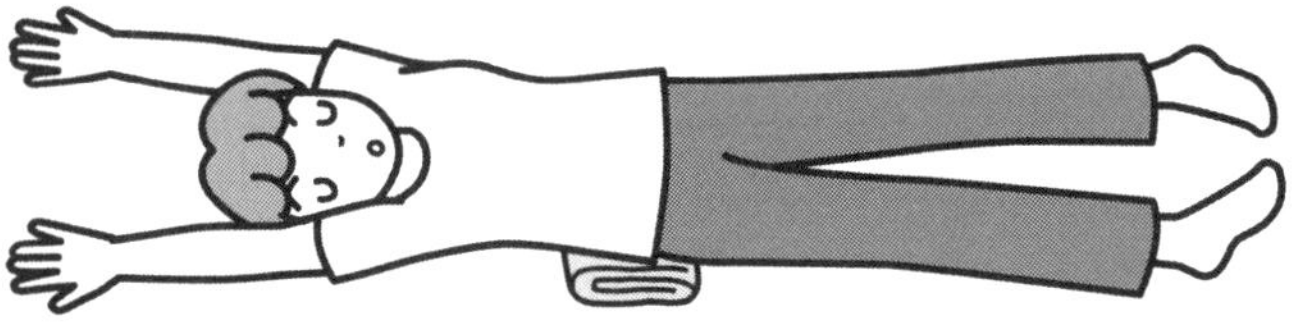

（a）バスタオルをセットして仰向けになり、手を伸ばし背伸びをする。
（b）両足を肩幅に開き、足の親指を内側に倒す。
（c）腕を頭の上に伸ばしたまま手のひらを床に付ける。
（d）丹田にグッと力を入れてから、できるだけ長く細く口から息を吐き切る（10〜20秒）。
吐き切ったところで息を止め（３秒）、その後、丹田をスッとゆるめて鼻から吸う。これを１〜２回くり返す。

①寝ながら伸びあがる（1〜2回）

図の(a)〜(c)で腕を伸ばすことによって腹筋が伸び、下垂した腸を上に引きあげる効果があります。もし骨盤に固さや痛みのある場合は、金魚のように腰を左右に振って骨盤周りの緊張をほぐしてみてください。それでもつらいときは、腰下のバスタオルの高さを心地良くなるところまで調整してください。

図の(d)に出てくる「丹田」は、ヘソの下5〜10センチ、深さ5センチのところにあります。そこを意識して深呼吸をします。

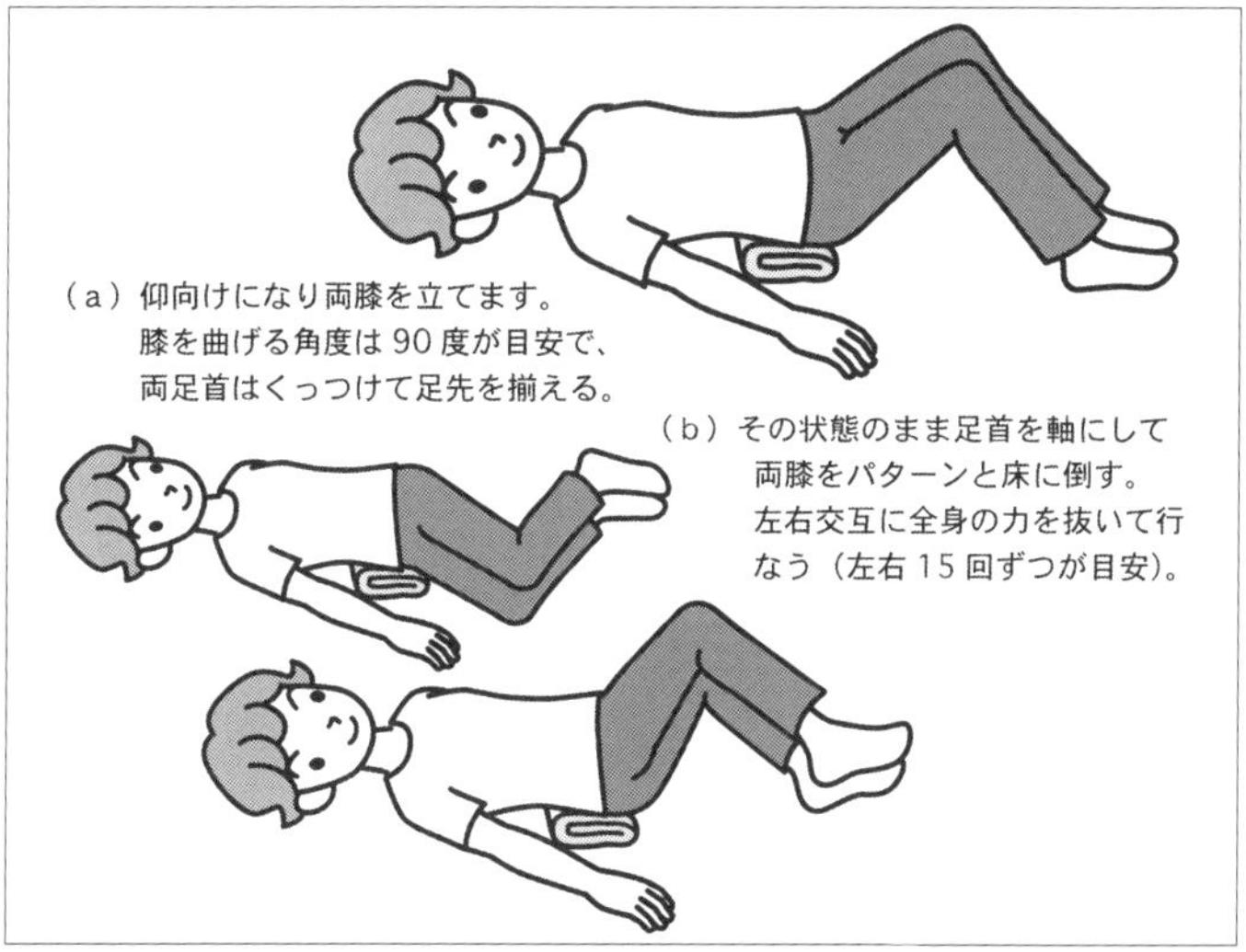
（a）仰向けになり両膝を立てます。
膝を曲げる角度は 90 度が目安で、
両足首はくっつけて足先を揃える。
（b）その状態のまま足首を軸にして
両膝をパターンと床に倒す。
左右交互に全身の力を抜いて行
なう（左右 15 回ずつが目安）。

②寝たまま両膝をつけて曲げ、左右にパタパタと倒す（左右15回ずつ）

図にあるように体を動かすことで腸腰筋を動かし、背中や臀部の緊張をほぐすことができます。(b)のように両膝を左右に倒すことで、偏って固まりがちな筋肉や骨格をほぐしバランスを整えることができます。

③骨盤底筋群トレーニング（10秒間を10回）

40代以上になると、尿もれや便もれの悩みを抱えることも多くなってきます。重い物を持ったり、くしゃみをしたりしてお腹に圧力がかかったとき、もれやすくなります。でも、〝もれ〟なんて恥ずかしいことだ、人間失格だと落ち込む必要はまったくありません。

「あら？　出ちゃったわ～。人間だもの」と思考を変えてみてください。それだけで気持ちが非常に楽になり、自分のもれを許せるようになります。他者の失敗や粗相も許せます。役立つことがあればやってみようという気持ちも湧いてきます。

安易に、もう歳だから仕方ないと諦めてオムツやパットに頼ると、体はズルをして緊張しなくなり、ますますもれがひどくなりますよ。

そもそも、もれが起こるのは膀胱や直腸の動きをコントロールする骨盤底筋群が痛んでいたり、ゆるんでいたりするからです。骨盤底筋群は、腸や生殖器官を骨盤の底から支える大切な筋肉で、ゆるむと腸や子宮、膀胱が下垂して尿もれや便もれの原因にもなります。

じつは、この筋肉は80代、90代でもトレーニングすることで強化できますし、それ

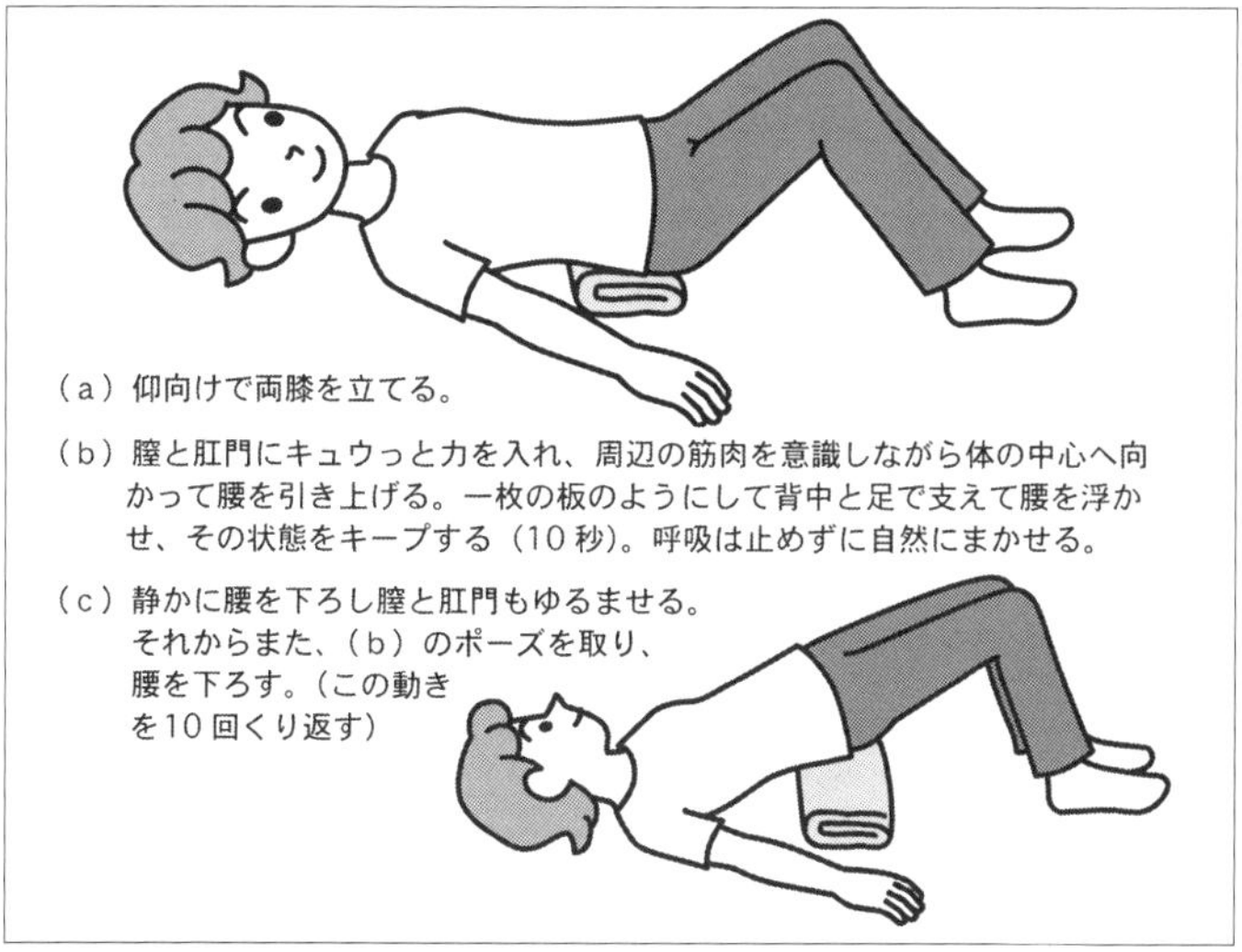
（a）仰向けで両膝を立てる。
（b）膣と肛門にキュウっと力を入れ、周辺の筋肉を意識しながら体の中心へ向かって腰を引き上げる。一枚の板のようにして背中と足で支えて腰を浮かせ、その状態をキープする（10秒）。呼吸は止めずに自然にまかせる。
（c）静かに腰を下ろし膣と肛門もゆるませる。それからまた、（b）のポーズを取り、腰を下ろす。（この動きを10回くり返す）

によって尿もれや便もれを解消することもできます。

体は元々、サボるのが大好きですから、尿もれシートやオムツを使ってしまうと、「もれても安心」と体が判断してしまい、緊張感も無くなります。その結果、もれはさらに進行してしまいやすいのです。しっかり骨盤底筋群をトレーニングして、もれを予防しましょう。

上の図にある骨盤底筋肉群トレーニングを行なうときは、肛門を締めたり、ゆるめたりしますが、それは排便するための筋肉トレーニングにもなります。

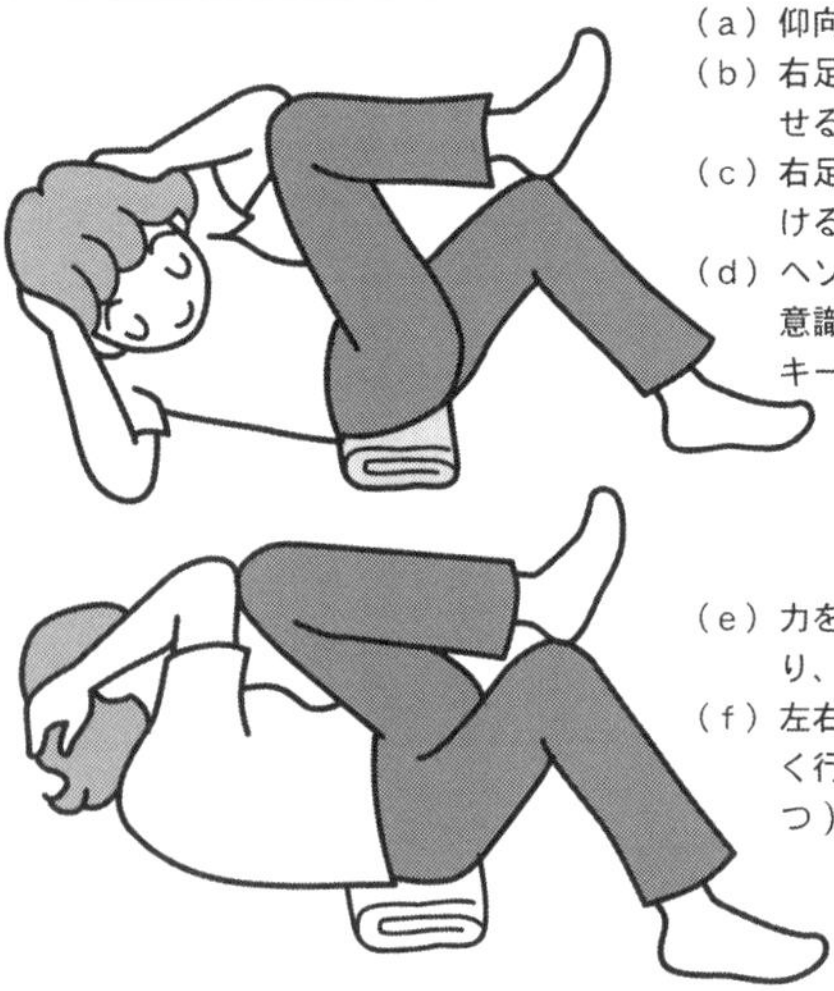

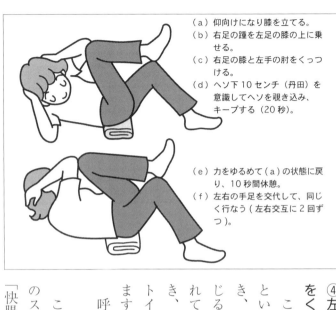

（a）仰向けになり膝を立てる。
（b）右足の踵を左足の膝の上に乗せる。
（c）右足の膝と左手の肘をくっつける。
（d）ヘソ下 10 センチ（丹田）を意識してヘソを覗き込み、キープする（20 秒）。

（e）力をゆるめて（a）の状態に戻り、10 秒間休憩。
（f）左右の手足を交代して、同じく行なう（左右交互に 2 回ずつ）。

④左膝と右肘をくっつけ、次に右膝と左肘をくっつける（左右交互に2回ずつ）

このストレッチによって腹直筋と大腰筋といった腸に繋がる筋肉を動かすことができ、腸を刺激します。また、大きく体をねじることで腸が扁平になっていたり、よじれて狭くなっていたりする腸管に隙間ができ、ウンチの移動がスムーズになります。トイレに座ったままでも行なうことができます。

呼吸は、止めずに自然にまかせます。

このように「快腸ストレッチ」は4種類のストレッチが組み合わさっていますが、「快腸マインドフルネス」に組み合わせることで、さらに便秘対策として役立ちます。

(2)「トイレでエクササイズ」

誰でも簡単にできる「快腸ストレッチ」をご紹介しましたが、日によって時間が取れずにできないことがあるかもしれません。そんな場合は、これから紹介する「トイレでエクササイズ」を試してみてください。

これはトイレで、3分間あれば行なえます。わざわざエクササイズのために時間を割かなくても、トイレに行ったついでにできてしまいます。

表にあるように、日曜日から土曜日まで1週間で、それぞれのエクササイズを行ないます。

トイレで気軽にできて楽しいエクササイズです。トイレに表を貼っておくと、いつも意識できていいかもしれません。

日曜日	月曜日	火曜日	水曜日	木曜日	金曜日	土曜日
呼吸法	骨盤底筋群トレーニング	脚上げ体軀ひねり	脚パタンパタン	自転車こぎ	立って骨盤回し	お尻歩き

日曜日　呼吸法

〈手順〉

①両手をひし形に合わせ、おへソの周りに置いて、手の位置を意識しながら腹式呼吸を行ないます。

②息を吸うときはお腹を大きく膨らませ、息を吐くときは10カウント数えながらお腹を凹ませて吐き切ります（5回）。

③肋骨の横を両手で押さえて胸式呼吸を行ないます。お腹は凹ましたままにして胸だけに息を吸い込み、肋骨が広がるのを確認します。吐く息は10カウント数えながら吐き切ります（5回）。

☆POINT

この呼吸法は、トイレに座ったまま行なっても、立って行なってもいいですよ。それによって、横隔膜と肋骨が大きく動き、腸の動きが促されます。

月曜日　骨盤底筋群トレーニング

〈手順〉

①トイレに座って膣と肛門をヘソに向かってキュッと引き上げるようにします。その状態で10カウントしてからゆるめます（10回）。

☆POINT

この動作をするだけでも、骨盤底筋群を鍛える効果がある程度期待できます。「快腸ストレッチ」でご紹介した「骨盤底筋群トレーニング」では、床に寝て行なうとき、まず膣と肛門にキュッと力を入れたりゆるめたりするとお話ししました。

もちろん、トイレで寝ることはできませんが、膣と肛門の動きは可能です。

火曜日　脚上げ体軀ひねり

〈手順〉

①トイレに座り、両手を頭上高く上げてバンザイします。その状態で、右の肘を下げていき、左の膝を上げていってくっつけます。

②再びバンザイをして、今度は左の肘と右の膝をくっつけます（左右交互に全部で30回）。

☆POINT

バンザイをして腸を引き上げ、肘と膝をつけて体を大きくひねることで、大腸の下垂や折りたたまれた腸を動かし排便を促します。

水曜日 脚パタンパタン

〈手順〉

①トイレに座り、両手を後ろに回して体を支え、腰を浮かせます。その状態で足首を軸にして、両膝を左右にパタンパタンと倒します（全部で30回）。

☆POINT この動きで体を大きくひねることにより、大腸の下垂や折りたたまれた腸が動き排便が促されます。

このとき腹筋と骨盤底筋群も意識して行なうと、筋力トレーニングにもなります。

木曜日 自転車こぎ

〈手順〉

①トイレに座り、両手を後ろに回して体を支えます。両足を高く上げて自転車を漕《こ》ぐ

ようにして左右交互に回転させます（全部で30回）。

☆POINT

この運動によって腹筋と大腿筋という大きな筋肉を動かし、大腸の動きを活発にできます。お腹を凹ませる効果も期待できます。

金曜日　立って骨盤回し

〈手順〉

①肩幅くらいに足を広げ、丹田に力を入れて立ちます。

②右手はへその下、左手は腸骨（骨盤の横の骨）の上に当て、腸を挟むようにして押さえます。

③その状態で、腰を床に平行に8の字を描くようにして回します（30回）。

☆POINT

両手が当たっている場所は腸がひねられてウンチが溜まりやすいところです。ウンチをもみ出すような感じで押さえましょう。腰を回すことで大腸の動きもサポートします。

土曜日　お尻歩き

〈手順〉

①トイレに座り、歩くときのように両腕を曲げて交互に後ろに引きながら、引いた腕と反対側のお尻を浮かせます。座ったままお尻歩きをしている感じです（30歩歩くようにくり返す）。

☆POINT

これによって、体を大きくひねることになり、大腸の下垂や折りたたまれた腸を動かし排便を促します。このお尻歩きは、便秘体操の王道です。

(3)「お腹タッチセラピー」

もうひとつ、便秘講座でおすすめしているのが「お腹タッチセラピー」です。

慢性便秘がなかなか解消しない理由として、大腸の形態に問題があることもあります。何年、何十年も便秘で悩んでいる方が大腸のレントゲンを撮ると、そういう方の大腸は、通称「落下腸」と言われる形態になっていることが多いことがわかっています。これは、図にある横行結腸が、恥骨部分までVの字に落ち込んでいたり、大腸そ

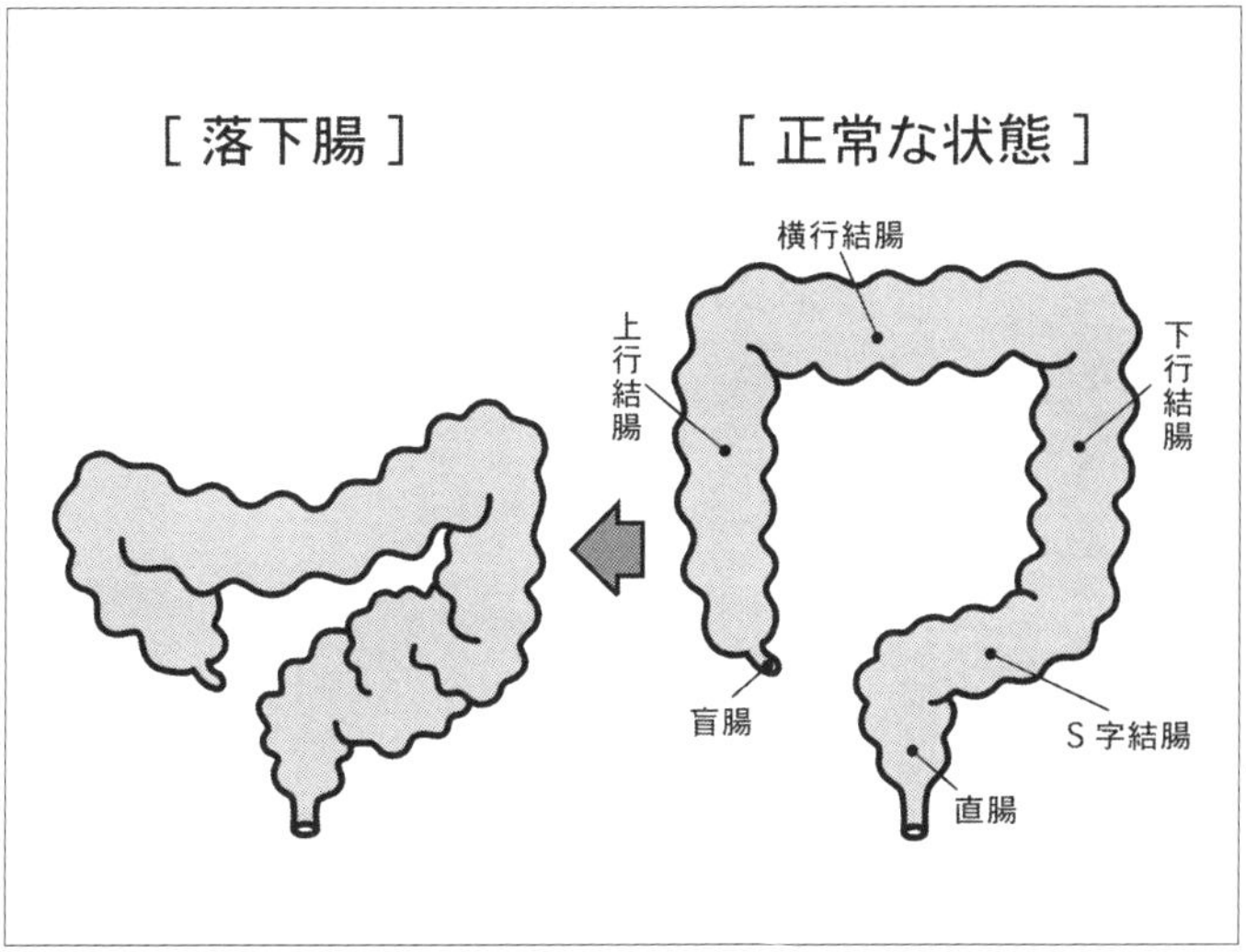

のものがねじれていたりする状態です。

その度合いや、大腸そのものの形や大きさ、幅などは人によってまちまちですが、共通していることがあります。ひとつは、慢性便秘のために毎回出づらいウンチを出そうとして力むために腸が下がり「落下腸」になりやすいことです。もうひとつは、直腸に固めのウンチが常に溜まっているために便意がマヒして脳に伝わりにくくなることです。

本来は、「ウンチしたい」という便意が脳に伝わることで直腸と肛門の筋肉がゆるみ、排便が促されます。ところが、便意が脳にうまく伝わらないと、排便のタイミングがずれてしまい、便秘になりやすいのです。

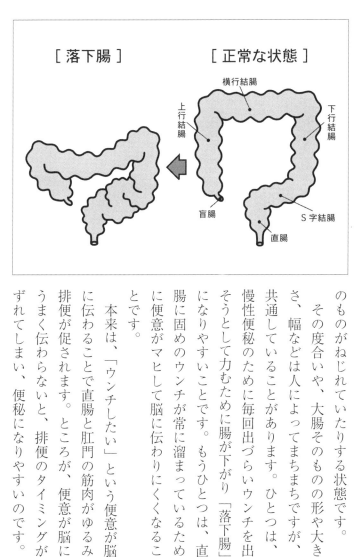

すでにそうなっている場合におすすめなのが「お腹タッチセラピー」です。自分の手でお腹にタッチして、排便のタイミングだよとシグナルを送るのです。昔ながらの「お手当」の手法のひとつとも言えますが、これによって、ウンチが出やすくなります。

タッチすることはメンタル面にも作用します。たとえばパートナーとスキンシップをすると、とても気持ちが穏やかになりませんか。それは、皮膚に「C触覚繊維」という、感情と深い関わりがある触覚の受容器があるからです。C触覚繊維が心に与える影響について、イギリスの神経心理学者グレグ・エシック氏らが研究を重ねています。それによれば、スキンシップのように肌をゆっくりなでるような刺激は幸福ホルモンのオキシトシンを分泌させ、愛情や安心感を喚起させるそうです。

またそれは、自分で自分の肌に触れるセルフタッチでも起こるようです。緊張が高まったとき、無意識に自分の体に触れることがよくあるでしょう。腕を触ったり、髪の毛を触ったり、鼻の下をこすったり、ほおをなでたりと人によってさまざまですが、そうしてセルフタッチをすることで心を落ち着かせているのです。

あるいは、頭が痛かったり、お腹が痛たかったりすると、無意識にその部位に手を当てます。それは、そうすれば痛みが軽くなることを体感として知っているからです。

また、不安や緊張などのストレスを感じたときも体に触わります。同様に、それによって気持ちが落ち着き、安定することを体験的に知っているのです。

とくに便秘に対しては、お腹にタッチすることで根っこにあるメンタル面の問題を緩和することができます。「今日も頑張ったね。いつも働いてくれてありがとう」と腸を労わるようにしてタッチしてください。

それでは、お腹タッチセラピーの実践方法をお伝えします。肌に直接でもいいですし、服を着たままでも大丈夫です。

〈手順〉

①お尻下に丸めたバスタオルを置いて仰向けに寝て膝を立てる

(a)仰向けに膝を立てて寝ます。

(b)尾骨の下にバスタオルを4つに折って丸めて置きます。フェイスタオルの場合は2枚重ねにして4つに折って置きます。そうして、下腹部が胸より高い位置になるように調節します(②~⑤でも同様に、タオルをこのようにセットします)。

ただし、腰痛のある方や、その姿勢がつらいと感じたら無理をせず、タオルを使わずに平らにして行なってください。

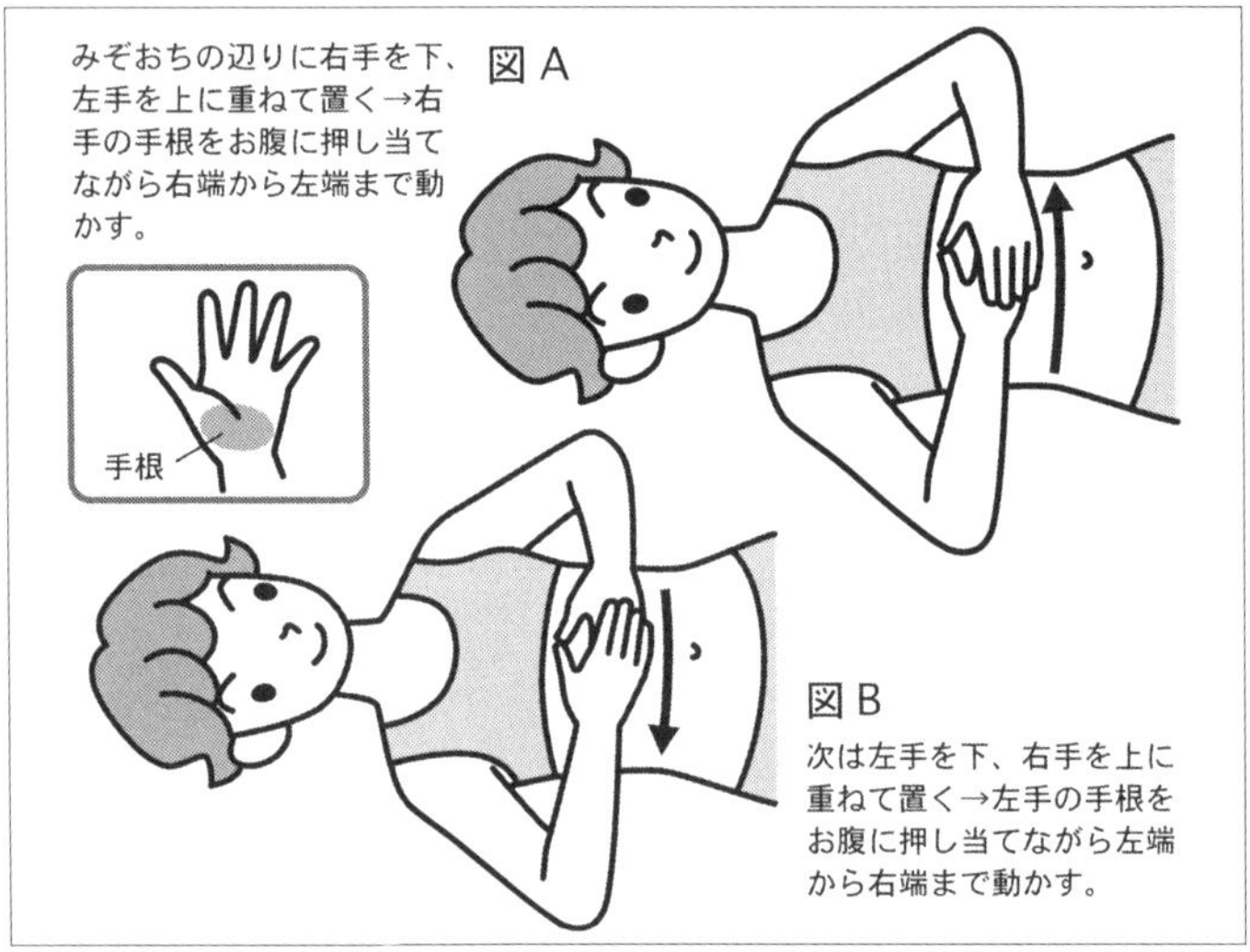

みぞおちの辺りに右手を下、左手を上に重ねて置く→右手の手根をお腹に押し当てながら右端から左端まで動かす。

次は左手を下、右手を上に重ねて置く→左手の手根をお腹に押し当てながら左端から右端まで動かす。

②お腹の上部と下部に横方向から圧をかける（それぞれ5往復）

(a)①の状態で、両手の指をまっすぐ伸ばし、右手を下、左手を上にして重ね、みぞおちの辺りに置きます。

(b)その状態から右手の手根をお腹に押し当てるようにして、肋骨を避けながら右脇腹から左脇腹までゆっくり動かしていきます。指は軽く当てる感じで大丈夫です（図A）。

(c)今度は左手を下、右手を上にして重ね、左手の手根をお腹に押し当てるようにして、今度は左脇腹から右脇腹までゆっくり動かしていきます（図B）。

(d)ここまでの動きを5往復行なってください。
このタッチセラピーは、横隔膜の緊張を和らげて呼吸を楽にすることと、横行結腸の動きを刺激するのが目的です。

次は、おへその下辺りの下腹部に両手を置いて同じように行ないます。
(e)右手の手根をお腹に押し当てるようにして、腰の骨を避けながら右脇腹から左脇腹までゆっくり動かしていきます。下腹部の場合は上腹部より強めに押し当ててください。
(f)次は左手の手根をお腹に押し当てるようにして、今度は左脇腹から右脇腹までゆっくり動かしていきます。
(g)ここまでの動きも5往復行なってください。
このタッチセラピーは、落ちた横行結腸を刺激します。同時に、ウンチが溜まりやすいS字結腸や直腸も刺激します。

手の力が弱かったり手がすぐに疲れてしまったりする方は、テニスボールをお腹に当ててやってみてください。

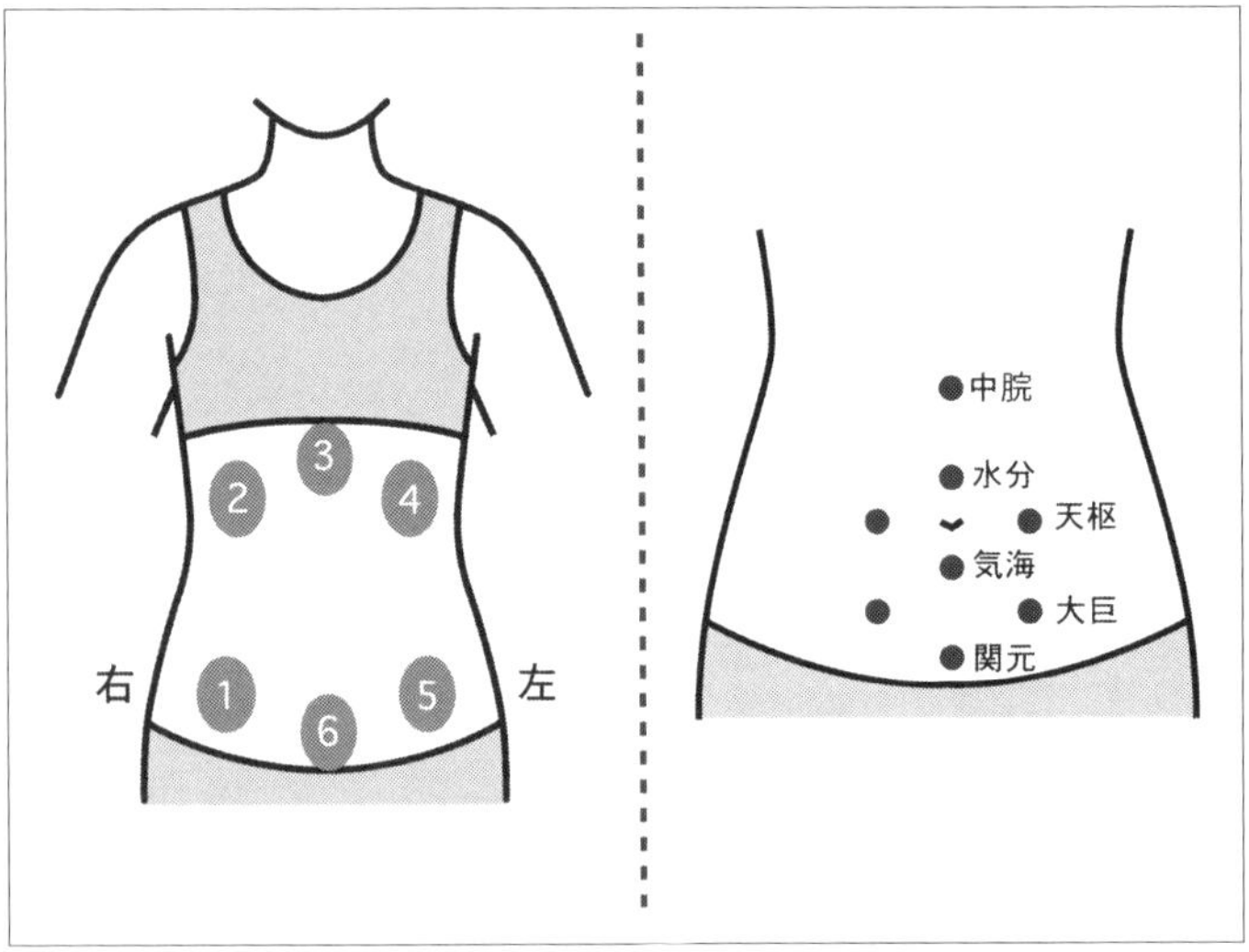

③ヘソの周りをくるくる回転する（30秒）

手のひらをお腹に当ててヘソを中心に右周りにくるくると円を描きながら回転させます。

じつは、ヘソの周辺には気海《きかい》、関元《かんげん》、大《だい》巨《こ》、天枢《てんすう》、水分《すいぶん》、中脘《ちゅうかん》といった排便を促すツボがあります。

これらのツボの位置は、ヘソから親指何本分などと言ったりしますが、実際には的確に押さえようとしても難しいのです。大腸は1・7〜2メートルありますし、形態は人によって微妙に違うからです。また、下垂して大きくズレていることもあり、肌の上でツボの位置をいくら正確に把握したとしても、そこに腸がなかったりすることもあります。

ですからツボのことにはあまり神経質にならず、30秒ほどヘソを中心にくるくる回転させてください。大腸を刺激して排便を促すことが目的です。

④6点をプッシュする（24秒）

(a)まず仰向けに寝て膝を立てます。

(b)図にある6点を、1点4秒を目安に手の指を当ててゆっくり順番に圧します。それによって大腸で便が停滞しやすい箇所を刺激し排泄を促します。圧している間は息を吐いてください。手で指の圧が足りないときや、すぐ手が疲れてしまう場合は、両手を重ねて指を当てるか、手の代わりにスーパーボールなどを使ってみてください。

⑤腸を引き上げる（1往復）

(a)仰向けに寝て膝を立てます。

(b)お腹を縦に4分割し、お腹に当てた右手と左手の4本指で交互に、それぞれのブロックを恥骨から肋骨辺りまでシャベルのように引き上げていきます。

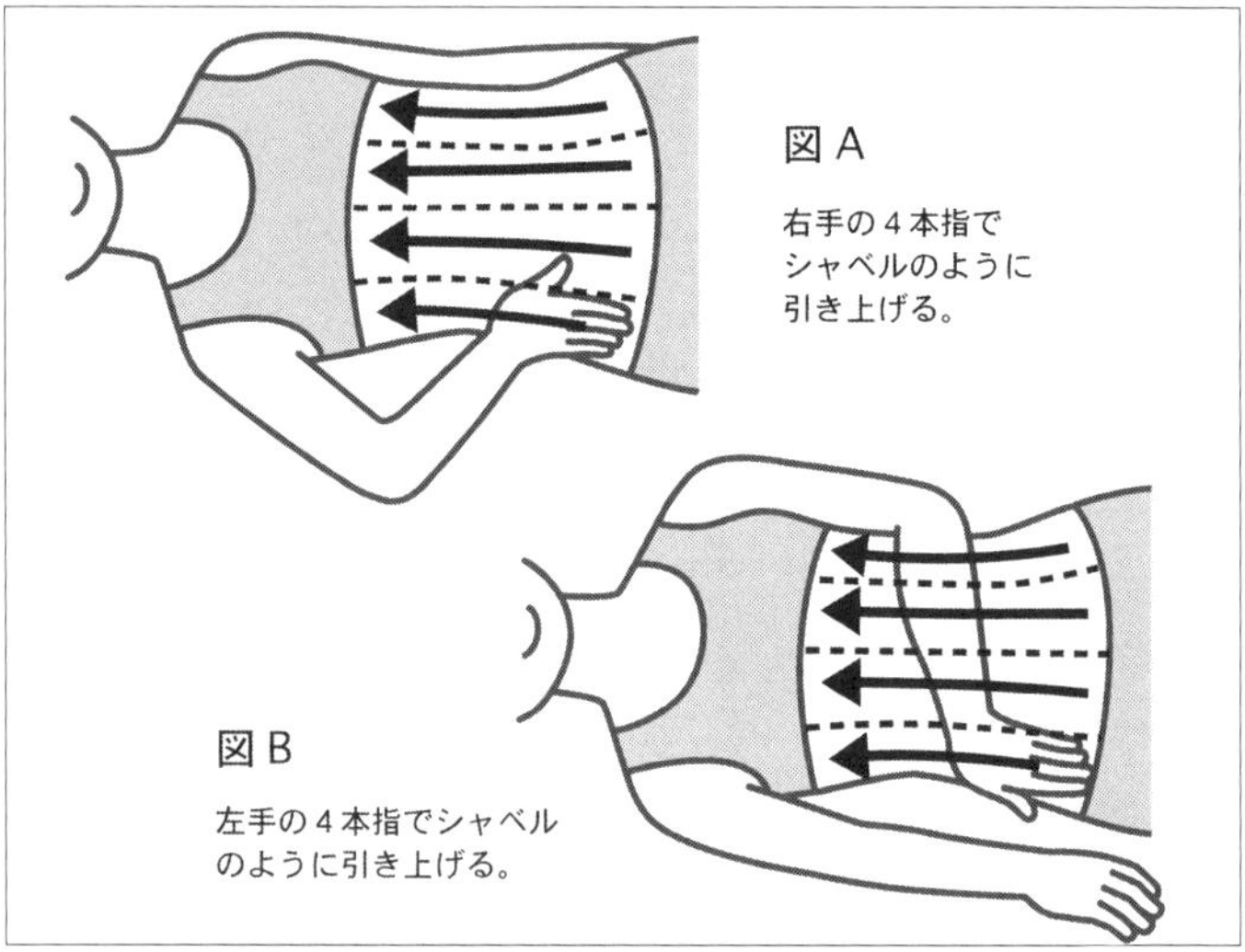
図A
右手の４本指で
シャベルのように
引き上げる。
図B
左手の４本指でシャベル
のように引き上げる。

まず右手の４本指で行ないます（図A）。
(c)次は左手の４本指で行ないます（図B）。
(d)同じことを右端のブロックから順次行ない、左端のブロックまで行ないます。次に、今度は左端のブロックから右端のブロックまで各ブロックごとに同じく行ないます。

ここまでが寝ながらできる「お腹タッチセラピー」の流れですが、すべて行なっても、たった3分間弱で行なうことができます。快腸マインドフルネスと一緒に朝の排便前に行なうのがおすすめです。

3章

100歳まで健康長寿のカギは自力排便！

お通じは人権や人の尊厳を左右する

人生100年と言われていますが、85歳を過ぎるとほとんどの人の脳にアルツハイマー型の変化が起こり、認知症の症状が出ると言われています。在宅ケアの現場では、認知症は、だんだんいろいろなことができなくなる「退行」ではなく「回帰」であると認識されています。つまり、高齢になると、しだいに赤ちゃん返りするのです。

感染症が渦巻く今の世の中で、赤ちゃん返りするまで長生きできるのは幸せなことです。ボケるのは嫌だと思われるかもしれませんが、ボケることで長い人生で体験したたくさんの嫌なこと、傷ついたことなどを忘れることもできます。そして、楽しかったこと、幸せだったこと、愛した人や好きだった人たちのことだけが忘れられない記憶として残り続けます。それは、とてもハッピーなことだと思いませんか。

私のクライアントさんで大腸ガンの末期だった女性がおられました。その方は、緩和ケアの病室で「今がいちばん幸せ」とおっしゃっていました。ほんの2週間前まで自宅で料理ができていましたが、自力でトイレに立てなくなりオムツに切り替えたころでした。

自分のオムツを替えてくれた親のオムツを今度は子どもが替える。そうして親のシモの世話をすることで、自分が受けた恩を返しているんだと思えたら、親の介護はとても心豊かな時間に変わると思いませんか。

私の本業は美容業ですが、便秘対策のセラピストとして医療や介護、在宅ケアの現場に呼ばれることがかなり多くなっています。その体験を通して、人間が年を取ると何が起こるのかを知り、人の生き方について考える機会を与えられてきました。

そのひとつが医療や介護の現場で出会った「弄便《ろうべん》」です。皆さんは弄便という言葉をご存知でしょうか。弄便とは「便をもてあそぶこと」です。家族にとっては、とてもショッキングな行為です。

認知症の方が、オムツの中のウンチを手で触っては布団や壁を汚してしまうことがあります。介護する側は掃除が大変ですし、精神的な負担が増えます。ましてや、それが自分の親や家族だったら、見たときのショックはどれほど大きいことかと思います。

けれど、この状態を人格崩壊として恐れ悲しむ必要はありません。ウンチを触らないように手を拘束してしまう必要もないと思います。便を弄ぶのにはちゃんと理由と原因があるのです。

そのひとつが便秘です。高齢になると腸の筋肉がゆるみ、便を肛門までスムーズに送ることが難しくなります。歩行が困難になったり寝たきりになったりすると、運動ができなくなりますし、頻尿を気にして水分をひかえたり、食欲がなくなったりもします。

しだいに、ウンチが直腸に溜まって出にくくなりますが、そのままだと便から水分が吸収されてコロコロ、ガチガチのウンチになりやすいのです。そのうえ筋力が低下していると押し出す力も弱くなり、便秘が何日も続くようになります。

そうして便秘が長期化すると便意が薄れていき、ますます出にくくなります。ついには自力での排便が難しくなり下剤を使うことも多くなってくるのです。下剤は使い続けると効果が薄くなるため、どうしても量が増えていくのですが、うまくコントロールできないと、効き過ぎて下痢になり下着を汚してしまうこともあります。

シモの失敗は本人のプライドを傷つけますし、後始末や洗濯も大変です。それでオムツを使用する頻度が多くなっていくのです。

じつは、認知症の方はトイレでウンチをするときよりもオムツでウンチをするときのほうが弄便しやすい傾向にあります。自分で何とか後始末をしたいと思ってウンチをいじくるからです。

オムツの中の異物を確かめたいと思っていじくることもあります。あるいは、オムツかぶれによる肛門や皮膚のかゆみや痛みを何とかしたいと思ってオムツの中に手を入れることもありますし、ウンチを他のモノと思い込んでいじくることもあります。

健常者でも便秘になると一日中気になりますが、認知症の方は常にウンチが気になってしょうがないのです。親がそのウンチを顔に塗っているのを見たらいたたまれなくなるのはわかりますが、ご本人は化粧品に似ているのでクリームと思って塗っていることもあります。

こうした弄便への対処方法は、無理に止めさせないことと、便が出たらできるだけ早くオムツ替えをすることです。また、会話や音楽、花など違うことに意識を逸らしたり、手についた便を自分で拭くためのウェットティッシュを近くに置いたり、ビニールや防水シートで被害を最小限にしたりと工夫することもできます。

眼鏡をかけさせてウンチだと確認してもらったり、口に入れないようにマスクをつけてもらったりすることでも随分軽減されます。

私は、病院や施設、在宅看護の現場でも便秘対策のお手伝いをしていますが、人間にとって排便は、健康を左右するのはもちろん、人権や尊厳に関わる大事な営みなのだと感じてきました。そして、排便にまつわる出来事が介護する側にとっても介護される側にとっても、幸せなシーンになったらいいなと考えてきました。

これからお話しするのは、そんな介護の場におけるシモのお世話に関することです。読者の皆さんも、今はそのような環境におられなかったとしても、人生100年と言われる時代に生きる私たちにとって、自力で排便できることがいかに健康長寿に重要なことであるかを知る参考にしていただけると思います。

病院でのオムツ替えのタイミングは難しい

自分や親が病院に入院したり介護施設に入所したりすると、温かいスタッフに丁寧に扱われたい、まるでホテルに泊まるようにホスピタリティ溢れる環境で過ごしたい、誰でもそう願うはずです。しかし、そんな願いを叶えてくれる施設は残念ながらなかなかありません。なぜなら、病院や施設は常に人手不足だからです。

私は、施設の経営者の会に参加させていただくことがありますが、そのときの主要な議題は、人材を得るためのリクルートの仕方、新人さんにどう共通認識をもって職務に当たってもらうか、モチベーションを上げて働いてもらえるか、といったことです。

いくら経営側が立派なスローガンを掲げて満足のいくサービスを提供したくてもスタッフが足りなければ、現場はうまく回りません。これは病院の例ですが、大抵の病院のベッドは満床で、1日のルーティンは分刻みで行なわれます。そうしないと治療や手術、検査、経過観察などで医師、看護師、理学療法士、検査技師、介護士、薬剤師、事務が連携して何十人も何百人もいる病棟の全患者さんを決められたとおりにケアすることができないからです。

少しの世間話も、次の業務に支障が出ないよう極力しないように決めているスタッフもいます。それでも、入院患者や入所者が寂しいと感じていることは百も承知なのです。元々、病気の人に貢献したいと医療分野の職業を選んでおられるので、本当は同じ人間として患者さんときちんと接したいと思っている方たちがほとんどでしょう。けれど、医療や介護は命を扱う仕事なので、とりわけ体力や集中力が必要とされ、そのために疲れて余裕がなくなることもあるのではないかと思います。そんな姿が、ときとして入院患者や入所者から見ると、無機質だなぁと感じてしまうのだと思います。入院や入所したばかりの方の不安を和らげようと世間話をしたことがきっかけでその後も毎回引き止められるとか、患者さん同士の小競り合いで一方に加担したと責められるといったことも起こります。また、助けたいと思っても助けられない罪悪感や、経営側と職員、患者さんとの間の葛藤などで心身が疲弊してしまうこともあるでしょう。

そうしたことが積み重なるうちに、業務以外のことは極力避けたくなり、とてもじゃないが患者さんの心のケアまで留意する余裕がなくなっているという現実があるのだと思います。

いずれにしても、そんな忙しい現場でのオムツ交換は1日のスケジュールのなかでほぼ決まった時間に行なわれます。患者さんが意志を伝えられるうちは、介助されてトイレに移動したり、寝たきりになったりしてもウンチが出るタイミングで介助してもらうことができます。その状態ならば、それほど自尊心が傷つくことなく過ごせるかもしれません。

しかし、患者さんのなかにはスタッフが忙しいとわかっているのでシモの世話をしてもらうのを遠慮し、コールしない方もいらっしゃいます。できるだけ手を煩わせないように我慢されるのです。結局、オムツかぶれで肌が荒れてしまって本人はつらくなりますし、スタッフも軟膏を塗るお仕事が増えてしまいます。自分のことより周りを気遣うのはとてもいいことですが、結果的に余計に手間がかかることになります。

ここまでは、その気になれば排泄の意思を伝えられる場合ですが、それが難しい状態になると、患者さんの排便のタイミングに関係なくスケジュールに合わせてオムツ交換が行なわれるようになります。気の利いたスタッフや鼻が利くスタッフであれば、適宜気がついてオムツ交換をしてくれるでしょうが、ほとんどの場合は忙しいので気づいてくれません。

寝たきりでも固形の便が出るうちはまだいいのですが、普通は急激に筋力が弱まり便秘になりやすいのです。そうなると便通を管理するために下剤を使いますが、水溶性の下痢便になることが多くなります。

オムツの交換は、下痢便より固形便のほうが格段に楽です。私が一時期通っていた大病院では、オムツ交換のタイムを計る病棟もあり、下痢便処理にかかる時間が問題になっていました。

水状のウンチだとオムツからもれてしまい、着替えの他にシーツも交換して洗濯したり、クリーニングに出したりしなければなりません。固形のウンチのオムツ交換より手間も時間も労力も倍以上かかるのです。

そもそも、病院でも介護施設でも在宅でもオムツの交換はサポートする側にとって大きな負担になります。たとえ寝たきりになりオムツを利用する状態になっても、自力で排便できるほうが本人にとってもサポートする側にとっても楽なのです。

皆さんは、「今は普通に自分で排便できている」、あるいは「便秘だけど薬で排便できているから、大丈夫だ」と思われますか？　もしかしたら、排便力が徐々に低下していませんか？

人生100年と言われる時代に、最期まで自力でウンチをするには、今から排便力が衰えないよう対策しておくことがとても大事です。

そのためにいちばん大切なのは、便秘を解消し、自力排便を継続することです。すでに自力での排便力が低下し、便秘の日が増えているとしたら、けっして放置しないでください。

「ウンチは汚い」のレッテルを外すとシモの世話が楽になる

私は以前、ケアラー（介護をサポートする側の人）のためのストレス解消法を学ぶ講座を受講したことがあります。主な参加者は、いつか介護を担うかもしれないと考えている方や、現在すでに介護を担っている方たちでした。

参加者のお一人が、悩みをシェアしてくださいました。離れて暮らす親御さんが高齢で心配されていましたが、親を引き取り介護生活になることで自分の今の幸せな家庭が壊れてしまうのではないかと不安を抱えておられるようでした。

そんな心の内にある罪悪感を、涙を流しながら告白されるお話を聞くうちに、ほぼ全員が泣いてしまいました。誰でも、やったことがない親の介護やシモの世話をするのは不安です。それでも、家族だから親の面倒を見るのは当たり前と思っています。その狭間で気持ちが揺れたまま、介護がはじまってしまうこともあるでしょう。

大事なのは、自分は、本当はどうしたいのかを知ることです。相談に乗ってくれる団体もたくさんあります。どうかひとりで抱え込まないでください。

本書のテーマは「毎日出せる心と体のつくり方」ですが、読んでいただくと、ウンチは汚いものというレッテルが外れます。それだけでも、介護への漠然とした不安が軽減され、シモのお世話が楽になりますよ。

今から結婚しても介護要員、そう思うと結婚にも踏み切れない

先日、女性たち数名が集まって食事会をしました。集まった女性たちは独身が多く、それなりのキャリアを積んでいます。一人は大企業の課長で、女性の健康に携わる広告を担当しています。年収は女性の平均年収の3倍を超えるほどで、離れて暮らす親御さんに律義に仕送りをしつつ、年に数回は海外旅行に行き、恋愛も順調で充実した生活を満喫しているようです。

その彼女に「結婚という選択肢は考えないの？」と聞いてみると、

「30代までは、結婚も視野にあったけど、今は結婚願望とか全然ないよ。まぁ将来も独りでいるかもしれないと思うと寂しいけどね。結婚したらその不安はなくなるかもしれないけど、今さら40代で結婚となると考えるなあ。結婚してすぐ、相手の親の介護要員にされてしまうのが怖い」

「あ〜、それめちゃ考える〜」と周りの女性たち全員が共感していました。

別の女性が「結婚して長いと相手の親との絆が出来て介護も我慢できそうだけど、結婚してすぐ介護は嫌だ〜」と本音を打ち明けると、既婚女性がすかさず「え〜、結婚して20年経っても相手の親の介護は嫌よ〜」と言い出しました。

私が「なんで、そんなに介護が嫌なの？」と聞くと、ほぼ全員が「シモの世話」と答えました。残念ですが、期待していた「愛している夫を産んでくれた親を喜んで介護します」といった天使のような発言はまったくありませんでした。

介護における「シモの世話」への抵抗感が結婚を躊躇するほど大きいことにあらためて驚かされました。介護生活には、優しい時間や穏やかに過ごす愛の時間があることを知ってほしいなぁと強く願いましたが、その場ではうまく伝えることができませんでした。

娘にシモの世話をさせて申し訳ないと泣く母親

シモの世話は「汚い」「臭い」「重労働」というイメージがあるようです。自分の親のオムツ交換は、どうしても無理！　と拒否される方もいますが、反対に介護を必要とする母親の悲痛な思いを聞いたこともあります。

その方はデイサービスを週3回利用されている86歳のたま子（仮名）さんです。明るく社交的な施設の人気者で、女優の森光子さん似の、ふっくらとして優しいおばあちゃんといった印象です。若いころは、特攻隊員の方が何人も「最後に握手させてくれ」とたま子さんの手を握って「行ってきます！」と言い残し散って行ったそうです。本当は悲しい出来事なはずなのに、モテモテ具合を自慢するお話に替えてしまう聡明でユーモアのある方です。

ところが、そんなたま子さんがご自分の娘さんに対しては、「シモの世話をさせてしまって申し訳ない」と泣いてしまいます。週3回の介護施設以外は、同居している娘さん（長女）がお世話をしてくれているそうです。

「昨晩もトイレが間に合わず夜中にオムツ交換をさせてしまった。こんな自分が情けない。これ以上、娘の手を煩わせるようだったら死にたい」とまで思い詰めておられました。

娘さんは、「これも恩返しなんだから、大丈夫だよ」と言ってくださるようです。ところが、周りがいくら受け入れ態勢オッケーでも、介護される側は「人に迷惑をかけてしまうくらいなら死んだほうがまし」という拘りを強く持っていることもあります。たま子さんもそうです。80年以上も「他人に迷惑をかけてはならない」と頑なに信じて生きてこられたので、その考えを修正することはなかなか難しいのだと思います。皆さんも、今からでも「他人に迷惑をかける自分を許す」という思考に変更しておいてはいかがでしょうか。

たま子さんとはニュアンスが異なりますが、やはりいつか介護されるようになったときのことを考えている40代の女性から、こんな相談をされたことがあります。「下の毛の処理ってどうしたらよいでしょうか」と尋ねられたのです。「旅行で水着でも着られるのですか?」と聞くと、自分が介護される将来のために永久脱毛をやっておきたいとおっしゃられたのです。なんとまぁ気の早いお話ですね。

その方は、テレビのニュースで「介護に備えて陰毛を整える女性が多くなっている」という話を聞き、真に受けていらっしゃいました。ところが後日、違う女性からも同じ質問を受けました。その方は、母親のオムツ交換のときに介護スタッフに陰部を拭いてもらうのに手間をかけてしまって申し訳ないなぁと感じていたところ、やはりテレビで同じニュースを見て、アンダーヘアの脱毛をしたほうがいいのでは？　と思ったというのです。

私の姉妹は看護師と介護士ですので、何百人もオムツ交換してきています。その姉妹にも周りの看護師たちにも聞いてみたのですが、毛が濃くてオムツ交換に困った経験はないと言います。ましてや高齢になれば、私たちの頭髪が薄くなるようにアンダーヘアも薄くなります。つまり、介護されるのを気にして脱毛なんてしなくていいのです。

けれど、「他人に迷惑をかけてはならない」としつけられて生きてきた人は、その思い込みから、介護されることに対して申し訳ないという罪悪感が生まれます。先述しましたが、はっきりと言います。他人に迷惑をかけてもいいんです。

ちなみに欧米の女性たちは、アンダーヘアをお手入れするのは普通の行為です。日本でアンダーヘアを気にするようになったのは、ここ15年くらいのことかもしれません。人前で足を開くのは、はしたないといった文化がありますし、アンダーヘアや自分の性器を鏡で見たことがある人もあまりいないのではないのでしょうか。

以前、介護講座を開催した際に聞いたところ、30名中3人しか自分の性器を鏡で見たことがありませんでした。自分の恥ずかしい部分を見ない。それこそ汚いものには蓋をするということになります。

とくに女性は、自分の性器を見ることは顔から火が出るくらい恥ずかしい行為と感じるかもしれません。しかし、女性器はけっして恥ずかしいところではありません。生命を生み出す神聖な場所です。

自己肯定感を高めることがメンタルを安定させるいちばんの近道であり、それにはまず、自分自身を全肯定することです。自身の性器や肛門を直視して、構造を見たりアンダーヘアの確認をしたり、かゆみや炎症を起こしている箇所がないか把握することに慣れてみてください。自分のおシモに慣れると、シモの世話をされるのが恥ずかしいとか、申し訳ないという気持ちもしだいに軽くなってきますよ。

ちなみに、アンダーヘアのカットでおすすめなのは、ヒートカッターというものを使って熱線で焼き切る方法です。これですと、剃って皮膚を傷めたりせず、生えてきたときのチクチクも軽減します。

また、永久脱毛をお考えの方は、アンダーヘアが白髪になる前がおすすめです。光脱毛は黒い色素に反応して毛根を破壊するので、白くなってしまった毛には反応しません。どうしてもしたいという方は、お早めに実施してください。

介護する側、される側の罪悪感を軽くしよう

介護する側、される側が抱きがちな思い込みを整理してみます。

〈介護する側の思い込み〉

①ウンチは汚い
②介護によって自分の生活に負担がかかる恐れがある
③シモの世話は汚いし、臭い重労働である

〈介護される側の思い込み〉

①オムツをするようになった自分は人間失格だ

②人に迷惑をかける自分は生きている価値がない
③シモの世話をされるのは屈辱的だ

こうした思い込みの背景にある価値観をいきなり変えるのには抵抗があると思います。しかし、介護する側、される側双方の受け取り方をできるだけ同じ方向にしていかないと幸せな介護生活は訪れません。現在は介護生活に関わりのない方であっても、近い将来、どちらかの立場に置かれる可能性はいくらでもあります。他人事にせず、一度向かい合って考えてみることはけっして無駄ではないと思います。

Jさん（78歳・男性）は、大手企業に勤務され、リタイア後はゴルフやヨーロピアンガーデニングの趣味などを楽しみながら過ごされていました。ところがある日、突然のくも膜下出血で倒れて入院しました。2日間意識がなく、ようやく意識が戻って喜んだのもつかの間、寝たきり状態になってしまいました。

倒れる前のJさんはウォーキングを日課としていましたが、ベットの上ではほとんど体を動かせません。そのとたんにはじまったのが便秘です。医師にそのことを訴えると、便をゆるくする薬が処方されました。すると便は出るようになりましたが、出るタイミングを制御できません。しかも、出てもすぐにオムツを取り替えてもらえるわけではありません。

Ｊさんは元々、自分は同世代の人より若くて健康だと自負していました。それが一転して、寝たきりになりオムツのお世話になる境遇に置かれてしまったのです。オムツが汚れても自分ではどうすることもできず、職員に交換してもらうまでそのままです。Ｊさんのプライドは大きく傷つきました。

そんな状態から早く脱したい一心で、Ｊさんは予定より早く退院して自宅に戻られました。ですが、自宅でも要介護５の寝たきり状態なので、息子さんと訪問介護サービスのお世話になる生活でした。気が滅入るばかりで、「疲れるから」と言ってリハビリにも消極的でした。

息子にオムツ交換をさせて申し訳ない、粗相をして恥ずかしい、こんな体で生きていても……と絶望感にかられることもたびたびだったといいます。そんなとき、訪問介護サービス会社の社長が、「ウンチが出るって健康な体の証拠。生きているなら当たり前のウンチたい！　恥ずかしがらずにどんどん出して。どれしこでん（何度も何回でも）お尻をキレイにしてやるけんね！」と勢いよく励ましてくれました。

　その言葉で今のご自分と向き合うことができたのだと思います。徐々に自信を取り戻したJさんは、自分でトイレに行くことを目標に別人のような熱心さでリハビリに励みました。私が便秘対策の応援をしたときは、Jさんはすでに便意がない状態だったので、まず毎朝決まった時間にいきむことをすすめました。骨盤底筋群を強化するためにベッドでできるエクササイズもやっていただきました。

　ベッドから立ち上がる練習をはじめるころには、便を軟らかくする薬は中止になりました。毎日の運動や前向きな気持ちのおかげで便秘はなくなり、介助されながらポータブルトイレに座ることができるまでになりました。

　ふたたび自分で排便することができるという喜びと自信は、Jさんにさらなる力を与えてくれました。リハビリにも熱心に取り組みながら徐々に歩行距離を伸ばしていきました。そしてついには、自分で歩行器を使ってトイレまで行き、用を足せるまでになったのです。退院から3カ月後のことでした。

お通じがあると100歳でも元気に復活

私は、これまでいろんな病院や施設で、たくさんの方たちの便秘対策のお手伝いをしてきました。ここでは4人の方を紹介しますが、こうした体験を通して学んだことは自力排便の重要性です。たとえ高齢になって病気になったとしても、自力で排便する力があれば元気を取り戻す道は開かれてくるのです。

♡100歳でオムツをしていない奇跡

デイケアセンターでお会いする愛子さん（仮名）は、御年100歳になられます。紺やグレーといったシックな色合いの服に豪華一点のブローチやネックレスをされてモダンな装いをされています。幼少時代は、アメリカで過ごされ、あんこよりチョコレートがお好きで、演歌よりシャンソンがお好きなおしゃれな方です。

施設の入所者さんは大抵オムツをされていますが、愛子さんは車いすで過ごされてはいるものの、オムツは必要ないようです。「私が元気なのは、毎日ウンチが出ることとおしっこで粗相をしないことなのよ」と口癖のようにおっしゃいます。実際、100歳でもオムツをしていません。

食欲も盛んでウンチも毎日出ます。本当にお元気で、ご自分より20歳も年下の80代の入所者さんの人生相談をよく受けてらっしゃいます。この方は体調や病気、同居家族との関係などさまざまな不安を抱えていますが、20歳も年上の愛子さんの助言はとても説得力があるようです。

そんな愛子さんですが、やはり超高齢なので季節の変わり目の温度差は体にこたえるらしく、年2回は風邪の症状で体調不良になり入院されます。じつは90歳を過ぎて入院すると、介護施設のデイケアに戻れるケースはまれです。退院できたとしても、介護の重度が増してしまい他の受け入れ先に行かれるのです。そして1／3くらいの方は、お悔やみのお知らせや葬儀の案内でお亡くなりになったことがわかります。

私は、とくにお通じが悪い方が体調を崩されるとあまり予後が良くないのではないかと経験上推測しています。そして多くの場合、案の定、残念なお知らせが届いてしまいます。

ですが、この愛子さんの場合、今回はさすがに戻って来られないだろうと思うくらい体調を崩されても、不死鳥のごとく戻って来られます。亡くなる方と復活される方の違いは、やはり排便力なんだなぁと実感しています。

♡余命2週間と宣告されたのに99歳で毎日快便

99歳のフサコさん（仮名）は5回目の脳梗塞を起こされ、入院先から余命2週間と宣告されました。娘さんは「母は、自宅で看取る」と決めていて、病院から退院を反対されたにもかかわらず在宅ケアを選択されました。そんな娘さんですが、「母のシモの世話を自分でするのだけは無理」と言って有料の訪問介護サービスの会社と何件も契約されていました。

後悔がないように良いと思うものはすべて取り入れるという考え方で、音楽療法、訪問リハビリ、アロマテラピー、舌筋トレーニング、ボディートーク療法、リンパマッサージ、フェイシャルエステ、また本書でご紹介している「快腸マインドフルネス」と「快腸ストレッチ」など、さまざまなサービスを利用されていました。

ですから月に支払う金額はかなり高額でしたが、数年前にお父様を見送ったときに、もっと側にいていろんなことをしてあげればよかったという思いが娘さんにあり、「後悔したくない」と全力でお母様を介護しておられました。

娘さんは料理がお好きで、フサコさんの口に合うよう味の工夫をしたり、食べやすいようにペースト状にしたりしてくれます。そのお陰でウンチも毎日出るようです。しびれや硬直などの症状があっても、フサコさんは手厚いケアを受けながら乗り越えていかれました。体調はどんどん良くなり、意志疎通も十分できていました。

一時は余命2週間とまで宣告されたのに、今は肌のつやが良く、すでに1年半も元気に過ごされています。毎日が予断を許さない状態だったフサコさんがこれほど回復されたポイントを娘さんに聞くと、やはり「毎日お通じがあること」だそうです。

口にしたものが便として出るということは、体が機能しているいちばんの証拠です。毎日のウンチは体のバロメーターで、もしウンチに少しでも変化があったら、それを見逃さず早めに処置するようにしているそうです。

フサコさんのお部屋には3台の加湿器と2台のオイルヒーターがあり、果物の香りが漂い、天井にはプラネタリウムがあります。そして大好きな音楽がいつも流れている、そんな愛にあふれる空間で過ごしてらっしゃいます。

♡便が出ないと怒り出す紳士が出たとたん穏やかに

岡村さん（仮名）は80代の男性です。ガソリンスタンドと不動産会社を経営する会長さんで、地元の資産家です。身につけるものはすべてブランドで統一されていて、オーダーメイドのハットを被り、介護施設のデイケアセンターに週3回通っておられます。

前立腺ガンの持病があるので、入院と退院を経てデイケアセンターに戻るというルーティンが年2回ほど起きますが、立ち居振る舞いは常にダンディな雰囲気で、性格も穏やかでとても聡明です。

男性の場合はよく、デイケアのことを「歌とかゲームとか幼稚園生みたいでやっとられん」と言い放つことがありますが、岡村さんはそんなそぶりも見せず誰とでも談笑できるコミュニケーション能力の高い方です。

ところが、そのような岡村さんがムスッとして口も利かない日があります。そのときばかりは、さまざまなデイサービスの催しのお誘いもガンとして受け付けません。普段の岡村さんと、そんな日の岡村さんのギャップが大きすぎて、誰が見ても「今日は機嫌が悪い日」とわかってしまいます。

じつは、ウンチが出ないのです。持病の前立腺ガンの治療との兼ね合いで下剤が処方されない日は、なんとしてでも自力で排便しなければなりません。私は岡村さんに、ベッドでできる「快腸ストレッチ」を施しますが、それでもウンチを催さない場合は機嫌が悪いままお帰りになります。

しかし、その日のうちにお通じがあったときの気分の変化は、こちらが吹き出すくらいです。トイレから出てこられると、歩行器を使いニコニコ鼻歌を歌いながらご自分の席に戻ります。そして終始穏やかに、普段どおりの岡村さんで過ごされます。お通じひとつでこんなに態度が一変するのです。

1日を気分よく過ごせるかどうかが、お通じの有る無しでこんなに変わるということを教えていただきました。

♡便が出ないとおふろにも入らないが、便が出ると笑顔いっぱい

足立さん（仮名）は80代の女性で、特定介護施設に入居されています。足立さんもお通じの有る無しで、態度が一変される方です。いつもはにこやかでテレビの連続ドラマは欠かさず観ておられます。

好きなバレーボールの選手や監督の話をするときは、女子高生みたいにときめいておられるのがわかります。しかも、お話がいつもウィットに富んでいておもしろいので、スタッフみんな足立さんに好印象を抱いていました。

ところが、スタッフがそんな足立さんのお部屋を訪ねた日のことです。ムスリとしたまま、顔も合わそうとしません。普段は抵抗なくお風呂にも入られるのですが、入浴も着替えも拒絶したまま、ひたすらお気に入りのタオルを握りしめて苦虫をつぶしたような表情です。そのタオルを洗濯しようとスタッフの一人がもらおうとすると、大きな声を出して威嚇するようにわめいたのです。

落ち着いて話を聞くと、ポータブルトイレで頑張ってもまったくお通じが出ない日

が4日も続いているようでした。私のことはウンチを出してくれる人と認識されているようで、すんなり受け入れてくれました。

さっそく「タッチセラピー」でお腹をさすりながら世間話をしてリラックスしてもらいました。それから、ゆっくりと深呼吸をしてもらい、ベッドでできる「快腸ストレッチ」をしてもらいました。

これだけでも体の緊張がほぐれ、気持ちもほぐれます。そのうち「トイレしてみようかなぁ」とおっしゃったので、すすめてみるとお通じがありました。そのとたん、（本当にウンチが出たとたんに）大喜びして「出た！ 出た！ ああ〜よかった〜」と普段通りの足立さんに戻られました。

♡認知症で便もれがするようになったが、トイレの失敗が無くなる

矢澤さん（仮名）は82歳になる男性です。認知症と診断された1年後、便もれをするようになりました。「認知症は仕方ないとしても、便の失敗を毎日くり返し、後片付けするのが大変なんです」と、矢澤さんのパートナーが悲痛な声で私にお電話をして

こられました。

すぐに、ご夫妻がお二人で暮らすご自宅に訪問しました。お二人とも疲れ切った様子でした。矢澤さんは、トイレを失敗して衣服やトイレ、廊下を汚してしまい、それを清掃するパートナーに非常に申し訳ないと萎縮されていました。依頼主のパートナーは、これ以上認知症が進むのが怖くて、失敗をくり返す夫についつい声を張り上げて怒っていましたが、そのことをひどく悔いていらっしゃいました。

私は、お二人の気持ちをほぐすようにカウンセリングしながら、まず夫である矢澤さんに、前述のJさんの〝寝たきりの状態から自力でトイレで排便できるようになっていった様子〟をお話ししました。そして「ウンチは、生きている証拠だから出て当たり前！　失敗しても大丈夫！　汚したものは洗えばキレイになります」とお伝えして、失敗しても「生きてる証拠だ！」と笑い飛ばしてくださいとお話ししました。

矢澤さんは、元々便秘症で40年以上前から下剤を毎日飲んでおられました。しかし今は便意も感じられない状態なので、まずは朝食が済んだらトイレに10分座ることをおすすめしました。

また、筋力低下も気になったので骨盤底筋群を鍛えるボールを使ったストレッチと肛門周辺を意識するエクササイズを1日2回行なうことをすすめしました。さらに、頻尿を気にされて極端に水分を控えていたので、気をつけながら水を1日に1リットルは飲むようにすすめました。

矢澤さんのパートナーには、毎日できたかどうかカレンダーに記入するようお願いしました。そして、認知症は80代以上の方なら程度の差こそあれ誰でも可能性があることだから、ご夫妻だけが大変なわけではないこと、認知症で忘れていくことは決して不幸なわけではないことを伝えて、ご夫妻が一緒に取り組んでいただくようにお願いしました。

3カ月後、矢澤さんのパートナーが弾む声で迎えてくださり、「最近、トイレの失敗が無くなりました！　毎朝トイレで排便したら夫とふたりでGOODと合言葉を言い合っています」と報告してくれました。

誰より矢澤さん自身が自信を取り戻して生きようとされているように感じました。諦めずに排便に前向きに取り組んだ結果が出てきて、とても幸せそうな二人を見ながら私も嬉しくなりました。

ここに紹介した方たちは、どんなに人生の終盤に差しかかったとしても、自力で排便する力を取り戻しながら、生きる希望を取り戻されています。ウンチが出るか出ないかで1日の過ごし方や人格さえ変わる様子を見ていますと、たとえ命が先細りしていくなかでも、自力で排便できることがどれほど生きる希望につながるかを教えられます。

排便力の低下を防ぐことは、健康長寿に不可欠です。もし、今ウンチの出が悪いとしたら、便秘で出ない日が続くことがあるとしたら、薬で何とか排便することが多いとしたら、けっしてそのままにしないでください。高齢になるほど深刻な影響が出てきます。

人生100年を最期まで健やかに過ごすために、ぜひ自力排便の毎日を過ごしていきましょう。

4章

自分の便秘は何タイプ?

チェックシートでわかる便秘の12タイプと効果的な対策

便秘の症状といえば、ウンチがスムーズに出にくい状態のことですが、その原因はさまざまです。この章では、ご自分の「便秘のタイプ」と、それに対応した「対策法」を知るために役立つ「便秘12タイプの分類リスト」を紹介します。

全体では100個のチェック項目がありますが、タイプごとに項目が分かれています。チェックが半分以上付いた便秘のタイプは、ご自身に該当する可能性があります。また、複数のタイプが重複していることもよくあります。

では、タイプごとに一つひとつ項目を確認しながら該当すると思ったら□の中にチェックマークを書き入れてみてください。ひと通り確認が終わったら、チェックマークが半分以上あるタイプがあるか確認してください。

この分類はざっくりとはしていますが、自分の便秘はどのタイプの可能性があるかを判断する目安になります。

後半では、それぞれのタイプに関する対策法を紹介しますので、ご自分のタイプに該当するものを確認して、便秘対策に役立ててください。

【食生活タイプ】（対策は160頁）

□ ❶ 食事は3食とっていない

□ ❷ カロリーやダイエットを気にしながら食事をしている

□ ❸ 糖質カットをしている

□ ❹ 水溶性食物繊維（ひじき、メカブ、ワカメ、アカモク、きくらげ、オクラ、ゴボウ、もち麦など）を毎日は摂っていない

□ ❺ 不溶性食物繊維（こんにゃく、大豆等豆類、イモ類など）を毎日は摂っていない

□ ❻ 不溶性と水溶性の食物繊維の割合に気をつけてはいない

□ ❼ 発酵食品（納豆やヨーグルト、チーズ、みそ汁、甘酒など）を毎日は摂っていない。

□ ❽ 食事の時間が決まっていない

□ ❾ お酒をほぼ毎日飲む

□ ⑩ 煙草を吸う
□ ⑪ スナックや甘い物などの嗜好品をほぼ毎日食べる
□ ⑫ 外食をすることが週4回以上ある
□ ⑬ 魚より肉をよく食べる
□ ⑭ 肉を食べるときでも野菜を多めに摂ることはない
□ ⑮ 1日2リットルまでは水を飲んでいない

【溜め込み腐敗タイプ】（対策は163頁）

□ ⑯ バナナ1本分の便が毎回出るわけではない
□ ⑰ おならや便が臭い、または臭いとよく言われる
□ ⑱ 出た便はトイレの底に沈みがち
□ ⑲ よくお腹にガスが溜まる
□ ⑳ 便の色が黒っぽい
□ ㉑ 背中やお尻にニキビや吹き出物が出来ることがある
□ ㉒ 固いコロコロした便が出ることがある

□ ㉓ 体全体がむくみやすい
□ ㉔ 毎日、便が出るわけではない

【直腸タイプ】（対策は165頁）

（対策は165頁）

□ ㉕ トイレに入る時間は決まっていない
□ ㉖ トイレに自由に行けない環境にいる時間が長い
□ ㉗ 便意を感じることがあまりない
□ ㉘ トイレを我慢することが多い
□ ㉙ バナナ型よりコロコロした便が出ることが多い
□ ㉚ 便意がなくても、いきんだら便が出る

【他力本願タイプ】（対策は167頁）

□ ㉛ 便が出るペースは不安定（2～3日に1回とか4～5日に1回、6日以上に1回から10日以上に1回など）
□ ㉜ 下剤を頻繁に飲んでいる（病院処方や市販薬など）

□ ㉝ 健康食品やサプリ、お茶を頻繁に服用している（毎日、2〜3日に1回など）
□ ㉞ 薬の服用歴はある（数カ月とか数年継続）

【腸形態タイプ】（対策は168頁）

□ ㉟ 食事や運動に気をつけても便秘が解消しない
□ ㊱ 何を試しても便秘が解消しない
□ ㊲ 便秘歴は10年以上である
□ ㊳ 子どものころから便秘がちである
□ ㊴ 病院で腸の形態に問題があると言われたことがある（長い、癒着している、よじれている）

【ストレスタイプ】（対策は169頁）

□ ㊵ ときどき便がゆるくなる
□ ㊶ 便秘と下痢をくり返している
□ ㊷ ストレスをいつも感じている

□ ㊸ ストレスの原因はわかっているが、逃れられない
□ ㊹ 呼吸が浅い
□ ㊺ 熟睡できないことが多い
□ ㊻ 常に心配事を抱えている
□ ㊼ イライラすることが多い
□ ㊽ 今の自分が好きではない
□ ㊾ やる気が出ない
□ ㊿ 感情を表に出すのは恥ずかしい
□ 51 ストレスが溜まると胃が痛くなる
□ 52 緊張すると便がゆるくなる
□ 53 緊張から放たれると便通が良くなることがある
□ 54 排便が気になり外出が不安になることがある

【筋力低下タイプ】（対策は170頁）

□ 55 運動習慣がない

□ ㊺ 運動習慣はあるが、頻度は少ない（週1回とか月2〜3回など）
□ ㊼ いろんな運動をしているが、長続きしない（ウォーキング、ジョギング、ストレッチ、ヨガ、筋トレ、水泳など）
□ ㊽ 息切れがすることがある
□ ㊾ お腹が出ている
□ ㊿ 歩くのは面倒くさいので、できるだけ乗り物を利用する
□ 61 階段の昇降が面倒だと感じることがよくある

【骨盤底筋ゆるみタイプ】（対策は172頁）

□ 62 尿もれがたまにある
□ 63 便もれすることがある
□ 64 トイレに行きたくなったら我慢できない
□ 65 おならが我慢できない
□ 66 足をよく組む
□ 67 下腹が出ている

□ ㊳ 腰痛がある

□ ㊴ そり腰である

【冷え性タイプ】（対策は173頁）

□ ⑳ お腹に触ると冷たい

□ ㉑ 手足の冷えが気になる

□ ㉒ 足がむくみやすい

□ ㉓ 冷え性の自覚がある

□ ㉔ 冬は電気毛布（マット）で寝るようにしている

□ ㉕ 冬は靴下をはかないと寝られない

【美肌妨げタイプ】（対策は174頁）

□ ㉖ ニキビや吹き出物がよく出来る

□ ㉗ 吹き出物が出来たら治りにくい

□ ㉘ とくに頬やあご、口元に吹き出物が出来やすい

□ ⑲ 季節の変わり目に肌荒れを起こすことがよくある
□ ⑳ 肌が弱く、かぶれやすい
□ ㉑ 顔色がくすみがちである
□ ㉒ 目の周りのくまが気になる
□ ㉓ 肌に透明感がない

【ダイエットの敵タイプ】（対策は176頁）

□ ㉔ 食事を抑えても痩せない
□ ㉕ 運動を続けても（週2回以上、3カ月くらい）サイズダウンの効果はない
□ ㉖ ついドカ食いをしてしまうことがよくある
□ ㉗ お腹ポッコリを気にしている
□ ㉘ 腹筋しても下腹は引き締まらない
□ ㉙ セルライト（皮膚がデコボコになった状態）が太ももの裏にも出ている
□ ㉚ ダイエットしたいが、諦めている

【医療機関受診タイプ】（対策は178頁）

□ ㉛ 最近、便秘がひどくなっている
□ ㉜ 便秘になると発熱（微熱を含む）を伴うことがある
□ ㉝ 便秘になると腹痛を伴うことがある
□ ㉞ 便に血液が混じることがある
□ ㉟ 便秘になると吐き気や嘔吐を伴うことがある
□ ㊱ 大腸検査（便潜血、注腸、大腸内視鏡検査など）を受けたことがない
□ ㊲ お腹の病気の既往歴がある（病名：　　　　　　）
□ ㊳ お腹の手術歴がある
□ ㊴ 常用している薬がある（薬品名：　　　　　　）
□ ⑩⓪ 症状や治療などについて専門医に相談したいと思っている

いかがでしょうか。

どのタイプにチェックマークが多いですか。とくに半分以上チェックマークが付いていると、そのタイプの便秘である可能性が高いです。

以下にあるタイプ別の対策の中で、該当するところを参考にしてご自分に合った対策を考えてみてください。

⇩「食生活タイプ」に効果的な対策

このタイプは、とくに食生活を見直すことをおすすめします。

「便秘対策には食事に気をつけることが大切ですよ」とお話をしますと、「もちろん、気をつけています」とおっしゃる方が意外に多いのです。しかし、腸壁のターンオーバー（入れ替わり）は3〜7日です。一時的に食事を変えても継続しなければ効果は少なくなってしまいます。

・【1】と【2】と【3】と【8】のいずれか、または複数にチェックマークが付いている場合

毎日3食摂っていないと、消化のリズムが狂いがちになります。咀嚼という行為が少なくなったり、胃の中に食べ物が入っていない状態が長くなったりすると、腸も上手く動きません。

ダイエットのために食事を抜く方がいらっしゃいますが、食事が腸に入ってこない

とウンチを追い出す腸の蠕動運動が低下してしまいます。その分、便は腸の中に滞留する時間が長くなり、便から水分が吸収されてコロコロした便になりやすいのです。決まった時間に食事をする生活リズムを心がけましょう。

ダイエットのために低カロリーの食事にしたり、低糖質の食事にしたりすることがありますが、便秘の解消に有効な食物繊維や、甘酒など糖を代謝して発酵する食品は不足する傾向があります。

なかには、食べることに罪悪感を抱いたり、食べた自分にダメ出しをしたりする方もいますが、それでは、ますますウンチが出にくくなります。

「この甘いスイーツは、私の心をとっても喜ばせてくれるから食べるんだ」
「この糖質は、私の脳が喜ぶから頭がさえてくるんだ」
「食べれば食べるほど私は痩せていく」

それくらいプラスのマインドで食事を楽しんで、食べることに躊躇する自分に許可を与えましょう。

食物繊維については、水溶性と不溶性のバランスがとても大事です。不溶性食物繊維は、ウンチの量のカサを増して腸の蠕動運動を促します。しかし、便秘症でウンチが腸に溜まっている状態で不溶性食物繊維を摂りすぎると、便の量がさらに多くなり、ますます便秘になってしまいます。

便秘のときは、水分を多く含む水溶性食物繊維をしっかり取り入れてください。効果的なのは不溶性と水溶性の食物繊維のバランスを2対1で摂ることです。

・【15】にチェックマークが付いている場合

水分補給については、1日2リットル以上の水を飲むことが目安です。それによって体の血流が良くなり血行が良くなると考えられています。血行が良くなると、酸素が体の隅々にまで行き届きます。その結果、筋肉を動かしやすくなり、静脈に附随するリンパの循環が良くなり、腸の蠕動運動は活発になります。むくみも取れてきます。

体内の水分量が不足すると、体は老廃物を出すより溜め込む方向で作用しやすくなります。

お茶やコーヒーはよく飲んでいるので水分は足りていると思うかもしれませんが、これらには利尿作用があり、水分を体から排出して水分不足を招きがちです。できれば、ミネラルウォーターを1日に2リットル以上飲むことがおすすめです。そんなに飲むとトイレの回数が増えるのではと気にする方もいらっしゃいますが、試しに2週間試してみてください。これで、長年の便秘が解消される方もいます。

水分は摂っていると思っていても、意外に摂っていないことがあります。500ミリリットルのペットボトルを4本、1リットルの水筒を2本といったふうに1日に飲む分量を朝から用意しておき、飲めているかどうかを確認してみるのもいいですよ。

また、夏場は足りていても、冬場は半分も飲めていない場合がありますから注意してください。

⇩「溜め込み腐敗タイプ」に効果的な対策

このタイプは、何らかの原因でウンチが大腸内に滞留する時間が長くなってしまい、ウンチがスッキリ出にくい状態です。

ウンチの中身は、栄養が吸収されたあとの食べかすや、腸壁のターンオーバーしたもの、役目が終わった腸内細菌の死骸などです。そのウンチが腸内に長く残留するほど、ウェルシュ菌などによって腐敗していきます。そのまま排出されず腸内に留まると【17】のようにおならが臭くなります。

ウンチが大腸に留まっている間に水分を吸収されたウンチはしだいに重くなり、排便するとトイレの底に沈みます。更に水分が吸収されると固いコロコロウンチになり、排便そのものが難しくなります。

また腸内でウンチが腐敗すると、その成分が再吸収され、血管に入って血液を汚します。その血液は腸の毛細血管から排出先を求めて体中に運ばれます。ウンチが腸内に溜まると、体臭や口臭がきつくなるのはそのためです。

ニキビや吹き出物が気になる方は【21】にチェックが付いたかもしれません。肌アレは腐敗したウンチの成分が血液を通して肌に運ばれて起こしている可能性があります。

・【26】にチェックマークが付いている場合

食事や運動に気をつけていても、なかなか便秘が解消しない場合、便秘になりはじめたころの環境を思い浮かべてみてください。トイレに行きたくても思うようにならない環境だとしたら、その環境をなんとか工夫して変えることが先決です。

また、そうした環境を強いられていることに「自分は大切にされていない」「わかってくれない」「理解してくれない」といった怒りを抱いているかもしれません。そうした感情を心の奥に溜めていることで便秘がますますひどくなるというのも、よくあるケースです。

本書にある「快腸マインドフルネス」を行なってください。また可能であれば、環境を変える工夫もしてみてください。

⇩「直腸タイプ」に効果的な対策

便秘には主に弛緩型、けいれん型、直腸型の3種類あります。なかでも直腸タイプは、遊びに夢中になってトイレに行かない子どもや、トイレのタイミングなのに我慢してしまう女性に多いようです。

直腸は、便が入ってくると脳に指令を出します。それによって脳は、肛門括約筋をゆるめる準備を行なったり、便意を感覚神経に伝えたりして、排便を促します。

このとき、すぐに排出しないままでいると、便意はしだいに薄れていきます。直腸と脳が連携して肛門括約筋をゆるめる指令を出しているのになかなか排便してくれないと、直腸や脳は、便が溜まっても反応しなくなります。直腸は、ウンチが移動して

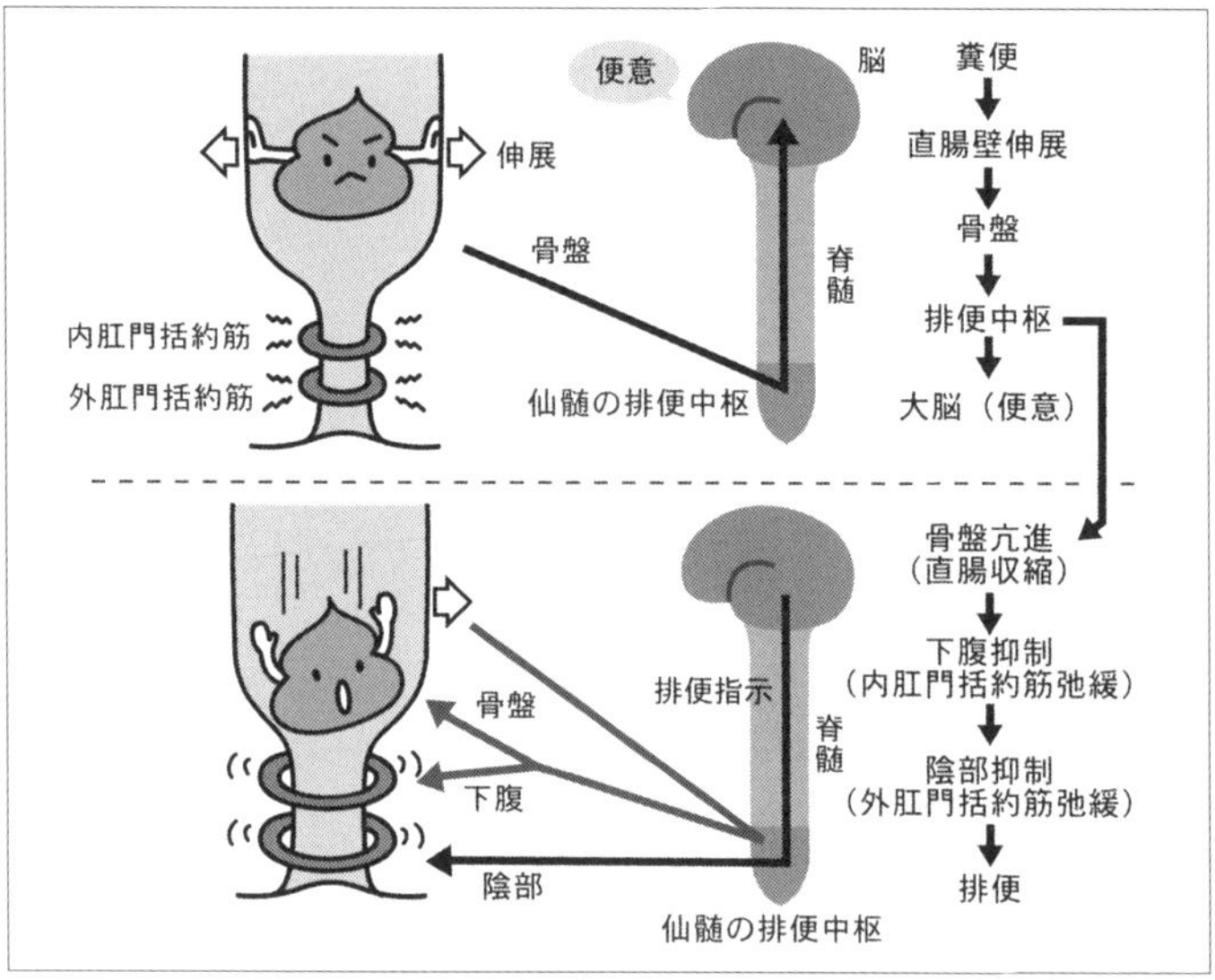

きても便意を脳に伝えることを止めてしまい、脳は肛門括約筋をゆるめる指令を出さなくなります。そうしているうちに便秘が慢性化していくのです。

対策としては、少しでも便意を感じたらすぐトイレへ行くようにすることです。もし便意がなかったとしても、1日のうちでトイレ時間を決めておいてください。できれば、朝ごはんを食べた後、早めにトイレに行き、15分は座るようにします。それが難しい場合は、一日のどこかで15分トイレに座るようにしてください。

旅行や出張で普段の生活と違う場所や時間帯で過ごす場合でも同じです。旅行先では緊張もあり、自分のペースで落ち

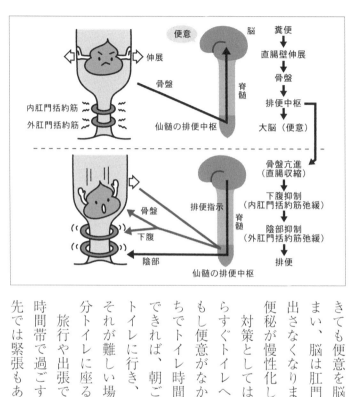

着いてトイレに行けないという方は多いようです。しかし、排便より観光や仕事を優先させるのは、はっきり言って自分をディスカウントしているからです。

どんなに忙しい日程であっても、食べたら出すという体の基本を疎かにしないで、1日のうち15分トイレに座ることを習慣にしてください。

⇩「他力本願タイプ」に効果的な対策

このタイプの方は、長年便秘で悩んでいて、便通対策のためにサプリやお茶、さらには下剤などの薬に頼りながら生活をされていることが多いようです。

もちろん、一時的にこれらを使って排便するのは悪いことではありません。というか、むしろ賛成です。固すぎて出ない便を自力で出すのは至難の業ですし、いきみすぎて肛門を傷つけて痔になり、ますます排便が困難になることもあります。それよりは、一時的に他のものに頼り、排便できたほうがいいのです。下剤についても、一時的に使って、ウンチを出す反応を体に教え込むために利用することはできます。

便秘講座に参加されたお一人に、市販薬を長年服用し続けているうちに腸の蠕動運動がほとんどなくなり、かなり強めの下剤で何とか排便しているという方がおられます。

薬が適度に効けばよいのですが、少ないと出ないし、多すぎるとトイレから離れられないくらい効き過ぎてしまいます。この方は、そのために大切な予定がある日を棒にふってしまうこともあったといいます。

この方のような場合は、まず一旦、サプリやお茶、下剤などで排便を安定させてから、本書にある方法を使って徐々に自力排便に移行していきます。

⇩「腸形態タイプ」に効果的な対策

腸は入ってきた食べ物を運びやすいように動いていて固定されてはいません。そのため、腸の形態は人によって千差万別ですが、その形態に問題があるために排便が困難になっていることもあります。

たとえば、子どものころから便秘の方の場合は、排便のたびにいきみ過ぎるために下垂腸になっている可能性があります。ときには腸がよじれた形態になっていることや、生まれつき腸が長いために腸管が癒着していることもあります。

便秘解消に取り組んでも、なかなかうまくいかないときは、ご自分の腸がどういう形態になっているか調べてみるといいかもしれません。それには、レントゲンで腸を撮影したり、内視鏡で腸管の中を観察したりする方法がありますが、その際チェックするポイントは、便が腸内に溜っているか、その便の形状はどうなっているか、腸管のひだは伸びきっていないか、腸の粘膜は傷ついていないか、ポリープがあるか、炎症やビランは起こっていないか、腫瘍があるなら良性か悪性か、色素沈着はあるか、腸内フローラはあるか、腸絨毛《ちょうじゅうもう》が削れてツルツルになっていないか……といったことです。

とくに大腸については、内視鏡検査はしたことがあっても、レントゲンで撮影したことはないという方が多いかもしれません。たとえば、私が協力しています熊本県の藤岡医院に併設されている藤岡会統合医療センターでは、消化器内科ドクターの中原和之医師が大腸のレントゲンなども含めて腸の状態を多方面から診ています。

⇩「ストレスタイプ」に効果的な対策

このタイプは、自覚するほどストレスがあるのに、それでも頑張ってしまうことで、便秘になっています。

日本人は感情に左右されるのは恥だと教えられてきました。そのため、沸き立つ感情をぐっと我慢することが美徳のように思われてきました。しかし、それは本人を苦しめるストレスにもなります。

東洋医学では、呼吸はメンタルと深く関係していて、激しく揺れた感情は一旦横隔膜が引きとるものと考えられてきました。その感情を言葉や行動で外に出さないと、横隔膜から各臓器の保管場所に移行していきます。そうして臓器に感情が入り込むことで不具合を起こしていくというのです。

我慢している感情が腸に入り込むと、それが腸の働きを妨げ便秘にもつながります。ですから、便秘を根本から解消するには、我慢してきた感情と向き合い、ストレスの原因を探って解放していくことが近道なのです。

そのために有効なのが、本書で紹介している「快腸マインドフルネス」です。

⇩「筋力低下タイプ」に効果的な対策

このタイプは、運動不足によって筋肉量がかなり減っていて、そのために便秘になりやすくなっています。

腸管の蠕動運動も筋肉による活動です。年を取るにつれて運動量が減少するままにしていると、50代くらいを境に筋肉量は急激に減少していきます。そのために体を動かすと疲れやすく、動くことも億劫になっていきます。

それだけではなく、筋肉量が落ちると腸も弛緩して動きが悪くなりますから、排便力も低下していきます。人生１００年時代、できるだけ長く自力で排便し続けるためにも、早い時期から筋肉の貯金をしておくことが重要です。

たとえば、腸の筋肉が衰えてきて腸の動きが悪くなっても、腹部の筋肉がある程度しっかりしていると、その筋肉を動かすことで腸に刺激を与えて排便を促すこともできます。

本書で紹介している「快腸ストレッチ」は、運動が苦手という方でも、無理なく毎日行なえます。朝起きたときや夜寝る前などに習慣化して行なえば、１００歳まで自力で排便できる筋肉づくりになるでしょう。

⇩「骨盤底筋ゆるみタイプ」に効果的な対策

このタイプは、骨盤底筋がゆるんでいて排便力が低下し、それが便秘につながっている可能性があります。ですから、便秘対策には、この骨盤底筋を鍛えることも必要なのです。

じつは、この筋肉の低下は尿もれにもつながります。女性は、お産を経験するとおよそ半数の方が尿もれを経験します。くしゃみや少し重たい荷物を持つだけでも尿が出てしまいます。ちょっと飛び跳ねたり、軽めのジョギングをしたりするだけでも尿もれが心配になる方もいます。これらに骨盤底筋のゆるみが関係しているのです。

尿もれ対策として、市販の尿もれパットを使用する方が多いと思います。たしかに、それで安心感は得られるでしょうが、一度尿もれパットやオムツを着けてしまうと、体は緊張感を失ってしまいます。それが常態化すると、脳は「漏らしてもいいよ」と体に許可を与えるようになり、肛門括約筋や尿道筋もゆるめてしまいます。その結果、ますますもれが深刻化することもあります。

便秘対策はもちろん尿もれ対策のためにも、本書で紹介している骨盤底筋群を鍛える「快腸ストレッチ」を試してみてください。パットやオムツを外してやってみましょう。万が一、下着が汚れたとしても洗えばいいんです。しっかり行なえば、1週間で便秘や尿もれが変わってくるのを実感できるでしょう。

⇩「冷え性タイプ」に効果的な対策

このタイプは、日ごろから冷え性で悩まされ、便秘でも苦労することが多いと思います。

体には、外界の環境の変化に対して生体を安定した状態で保とうとする働きがあります。これを恒常性といいますが、体温を一定に保つのも恒常性によります。たとえば、冷え性になると、この恒常性が働き、体温を維持するためにエネルギーの消耗を抑えようとして内臓の動きを減少させます。それが便秘にもつながるわけです。

冷え性対策として、寝るときに冬場は電気毛布や靴下を利用したり、夏でも腹巻を着用したりする方がいます。これでは、体は自力で体を温めることをサボってしまいます。

ですから、冷え性を解消するコツのひとつは、外から温める援護を過度にやりすぎないことです。また、体を冷やさない食べ物や温かい飲み物を摂る、手首と足首、首を冷やさない、湯船にゆったり浸かる、運動して代謝をあげる、筋肉をつけるといった体温を上げるために効果のあることを続けてみてください。必ず、便秘の解消にもつながります。

⇩「美肌妨げタイプ」に効果的な対策

このタイプは、前述した溜め込み腐敗タイプとリンクしているかもしれません。便秘で腸内のウンチが腐敗すると、その成分が再吸収されて体中に排出先を求めて広がります。それが皮膚を刺激すると、炎症やかぶれ、吹き出物が出来ます。それればかりではありません。くすみや色素沈着、むくみや目の下のくまなども出来やすくなります。

美容家としての私は、肌の悩みを抱えている方を10万人近くカウンセリングしてきました。たとえば、吹き出物の場合、同じエステをしても早めに変化する方がいる一方、かなり時間がかかったり一向に治らなかったりする方もいらっしゃいます。くすみやくまも同じです。そうした方たちに共通しているのが便秘でした。エステや高価なクレンジング、洗顔、美容液を使っても変化しない方たちに共通しているのも、やはり便秘でした。

全体としては、じつに90パーセント以上が便秘の方たちだったのです。美肌を手に入れるには便秘を解消して腸内環境を整えるしかないと考え、それから10年間、便秘に関するあらゆるデータを調査し、研究を重ねました。そのなかで、美肌を取り戻すには便通の解消がもっとも重要であるという確信を深めました。

コラム　美肌の要は腸にある

健康な人の腸内では、善玉菌が悪玉菌より優位な状態で一定のバランスが保たれています。ところが、排泄力が低下し便秘状態が続くと、このバランスが崩れて、クロストリジウム（ウェルシュ菌など）、ブドウ球菌、ベイヨネラといった悪玉菌が優位になります。そのために腸内腐敗が進み、アンモニア、フェノール、インドールなどの有害物質が増えていきます。これらが血液によって全身に運ばれ、肌のトラブルの原因にもなるのです。

血液は本来、腸で吸収された栄養素を全身の細胞に運び、溜まっていた老廃物などを運び出す役割を担っています。肌の細胞でも栄養素の補給と老廃物の排泄が順調に行なわれることで、美肌が保たれるのです。

ところが、便秘で腸内に便が留まり、悪玉菌が優位になって腸内腐敗が起こると、血液は毒素を全身の肌細胞に運ぶため、いくら美肌ケアを行なっても効果が出にくくなります。美肌の要は腸にあるのです。

私がこれまで美肌のお手伝いをしてきた方たちも、便秘が解消するとニキビが治り、肌の透明感が増してきました。便秘でトイレを気にせずに笑顔で過ごされる姿を拝見することがとても嬉しいです。

⇩「ダイエットの敵タイプ」に効果的な対策

このタイプは、便秘が、ダイエットが上手くいかない一番の原因になっています。エステで同じ痩身メニューに取り組んでいただいても、順調にダイエットできる方がいる一方で、一向に痩せない方がいらっしゃいます。この場合は、やはり便秘が関係しています。

便秘が続くと下腹が出てくることが多いですが、それを何とかしたくてダイエットをする方も多いと思います。じつは便秘が解消すると、腹囲は減っていきます。

便秘のままでは、腸内で脂質を分解する善玉菌が活躍しにくいので、脂肪が溜まりやすく、リンパの循環も悪くなります。分解されるはずの脂肪が行き場をなくし、体外に排出されずに皮下脂肪として残ってしまうのです。

ダイエットには体重を減らすことよりも、善玉菌が活躍できる腸内環境を整えることがもっと大事です。たとえば腸内細菌のやせ菌が話題になっていますが、そうした菌が腸内で活躍できるようにするのです。

善玉菌といえば乳酸菌やビフィズス菌が有名ですが、腸に届いた食物繊維を分解して酪酸（短鎖脂肪酸）を作る酪酸菌も注目されるようになっています。この酪酸菌もやせ菌の一つです。酪酸が腸から吸収されると、脂肪組織がそれを感知して脂肪が燃えやすくなるといわれています。

酪酸がたくさん発生すると、小腸からインクレチン（GLP-1）というホルモンが分泌されますが、このホルモンには食欲を落とす効果もあることがわかっています。

こうした善玉菌が活躍できるように腸内環境を整えるには、言うまでもなく便秘を解消することが大前提なのです。

⇩「医療機関受診タイプ」に効果的な対策

このタイプは、まず医療機関の受診をおすすめします。

【91】から【100】のうち一つでもチェックマークが付いた方で、いろいろ努力しても便秘が思わしくない場合は医療機関の受診を検討してみてください。大腸の疾患があるかもしれません。自覚がなくても深刻な病気が潜んでいる可能性もあります。まだ一度も内視鏡検査を受けたことがない方でも、病院で検査をして自分の腸がどうなっているかを知ることはとても大切なことです。

自分の内臓や血や骨を見たくないという方がいますが、今すぐ考えを改めてみてください。

もし今の体の状態が医療を必要とするならば、その道のエキスパートである医師を味方につけると同時に、たとえ病名がついても、自分の体の主導権はあくまで自分にあることを忘れないことも大切です。自分では何も考えず、医師に任せとけばいいだなんて、けっして丸投げは止めてくださいね。

医療の知識がなかったら聞けばいいのです。自分でも調べてみてください。そうして、検査結果を正しく把握して自分の体を客観的に見ることができる患者力を身につけてください。あくまで自分が主体となって医師と共に最善の選択をしてくださいね。

すぐに始められる超簡単な「快腸レシピ」

便秘を解消する食材や料理については、さまざまな情報がありますが、ここでは、誰でもすぐ始められる超簡単な「快腸レシピ」を紹介します。自家製の甘酒と、甘酒を使った料理のレシピです。「快腸マインドフルネス」、「快腸ストレッチ」、「お腹タッチセラピー」といっしょに利用すると、さらに便秘対策の有効性を高めることができます。

☆甘酒

飲む点滴といわれている甘酒。今は、スーパーでも気軽に甘酒が購入できますが、炊飯ジャーやスープジャーがあれば自宅で簡単に甘酒を作ることができるんですよ。

甘酒には、ビタミンB群、ブドウ糖、オリゴ糖、アミノ酸、食物繊維、乳酸菌、酵素など豊富な栄養成分がたっぷり含まれています。ブドウ糖には血糖値を上昇させる効果があるので、甘酒を飲むと満腹感を感じられて食欲を抑えられます。豊富な栄養成分が体内に摂り込まれるので、食事量を減らしても栄養を確保できます。

さらに、ビタミンB群には血行と代謝を促進させる働きがあるので、体重の増加を防いだり、ニキビや吹き出物の解消を助けてくれます。また、甘酒は麹菌の発酵飲料ですが、そこに含まれる酵素には抗酸化作用があり、シミやくすみ防止を期待できるので、美肌づくりの助けにもなります。

ですから、甘酒は美容効果やダイエット効果も期待できるのですが、何より整腸作用に優れていて、便秘の解消を助けてくれます。

甘酒をつくる際に炊いたご飯を入れる場合もありますが、私は、米糀だけでつくる甘酒をおすすめします。米糀だけでつくると、糖質も抑えられスッキリとした味に出来上がります。

◇炊飯ジャーで作る（作り置きや家族が多い方向け）

材料

米糀　２００グラム

ぬるま湯（または水）　４００cc

作り方

①炊飯ジャーに米糀を入れて、ぬるま湯60度以下（または水）を入れる
②しゃもじで混ぜ合わせる
③ジャーの蓋の下に濡れたふきんを敷き、蓋を閉じる
④保温ボタンを押す
⑤８時間で出来上がり

◇スープジャー300㎖の場合（少なめに作りたい方向け）

材料

米糀　１００グラム
熱湯　１５０cc追加45cc

作り方

①スープジャーに熱湯150ccを入れ60度まで冷ます（温度計で計る）。
②米糀を入れてかき混ぜる
③タオルで包み保温バックで温度が低くならないように注意する
④2時間置きに熱湯を15ccほど追加して温度が低くならないように努める
※50度以下だと粒々の感触が残る
⑤約8時間で出来上がり

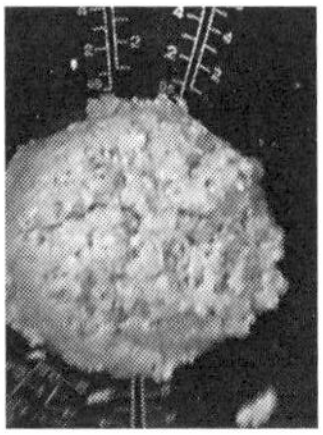

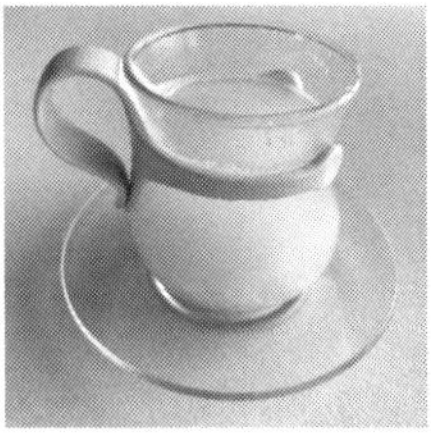

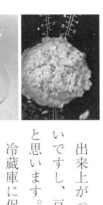

出来上がった甘酒は、お水やお湯で2~3倍に薄めて飲んでもいいですし、豆乳やヨーグルトに混ぜてお飲みいただいても美味しいと思います。

冷蔵庫に保存する場合は5~7日、冷凍庫保存の場合は1カ月を目安に飲みきってください。夏場は少し早めの3日くらいで飲みきってください。保存容器は、アルコールや熱湯消毒したものをお使いください。

☆甘酒を使ったレシピ

ⓐ酵素玄米

材料（4人分）

玄米　2合（できたら無農薬や減農薬栽培の玄米を）
豆類　大さじ2～3
甘酒　大さじ2
天然塩　小さじ1
ミネラルウォーター　500cc

作り方

①玄米は、さっとミネラルウォーターで洗う。水を入れたらすぐに捨てる
②ふたたびミネラルウォーターで玄米を拝み洗いしてしっかり研ぐ。2回くり返す
③豆をさっと洗い玄米の上に入れてから、塩を入れ6時間以上ミネラルウォーターに漬けて浸透させる（白米を炊くときよりも水の量は多め）
④圧力鍋か炊飯ジャーで炊く（圧力鍋の場合は10～15分間。その後10分蒸らす。炊飯

ジャーの場合は玄米モードで炊く）
⑤炊き上がったらジャーで保温し、甘酒を入れて底から混ぜる
⑥炊飯ジャーの保温ボタンはずっと入れたままにしておき、1日1回清潔なしゃもじで混ぜる
⑦3日目から発酵が進み、アミノ酸が多くなりもっちりしてくる

これで酵素玄米が出来上がります。3日目から食べはじめ、1週間で食べきるようにします。食べきれない場合は、お茶碗一杯ずつに分けて冷凍します。保存期間は1カ月ほどです。酵素玄米は、炊飯ジャーで保温して1日1回かき混ぜておくと褐色成分メラノイジンの持つ抗酸化作用で腐らないといいますが、水分が抜けてぱさぱさしてきます。ご自分の好みにあった発酵具合になるベストな日数を探すのも楽しみですよ。私の場合は、5日目がいちばん美味しく感じます。

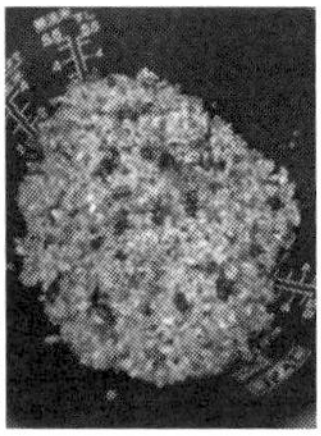

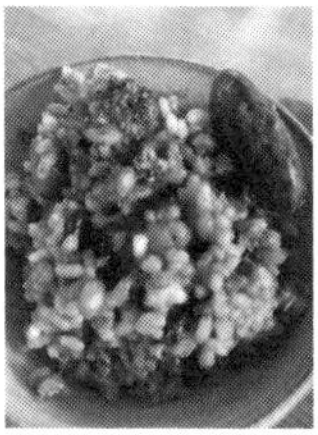

酵素玄米ご飯は玄米ご飯のボソボソ感が苦手な方にも、もっちりした旨味が出て食べやすいのでおすすめです。

ⓑ甘酒バナナはちみつスムージー

材料（1人分）

甘酒　50㎖

豆乳ヨーグルト　150㎖

バナナ　1本

はちみつ　適量

作り方

①バナナを1㎝の輪切りにする

②ミキサーに入れて攪拌する

③グラスに注ぐ（濃度が濃い場合は、豆乳や牛乳、お水を少し足す）

ⓒ甘酒フレンチトースト

材料（2人分）

食パン（6枚切り）　2枚

卵　1個
豆乳　100cc
キビ砂糖　15g
甘酒　50g

作り方

①食パンは1／4にカットする
②ボウルに卵、キビ砂糖、豆乳、甘酒を入れて混ぜる
③②にパンをよく浸す。目安は60分
④フライパンに油をひき弱火で片面ずつじっくり焼く
⑤器に盛る

(d)もち麦甘酒ハンバーグ

材料（2人分）

ひき肉　200g

甘酒　小さじ2
卵　1個
もち麦　40g
玉ねぎ　1／2個
塩コショウ　ひとふり
ナツメグ　ひとふり

ソースの材料

トマトケチャップ　大さじ2
ウスターソース　大さじ2
赤ワイン　大さじ4
てんさい糖　大さじ2
みりん　大さじ1
胡椒　ひとふり

作り方

①もち麦は1リットルのお湯で20分ゆで、ざるにあげ冷ます
②たまねぎをみじん切りにする
③ひき肉が糸をひくくらいによく混ぜ、塩コショウ、ナツメグ、甘酒、卵を入れよく混ぜ、もち麦、玉ねぎを加えて混ぜ合わせる
④2等分にして丸め、中央を凹ませて成型する
⑤フライパンに油をひいて中火で熱し両面を3分ずつ焼き目をつける。蓋をしてさらに3分焼く。串にさして透明な煮汁が出たら器にもる
⑥フライパンの油分をサッと拭き取り、ソースの材料を入れ胡椒ひとふりで味を整える。最後にお好みでヨーグルトを大さじ1入れ煮立たせてソースをつくる

なお、ここでご紹介しました甘酒のつくり方と甘酒を使ったレシピについては元岡健二氏（自然食レストラン「ティア」の創業者、「糀の調べのこだわり食堂」オーナー）と木下ゆかり氏（株式会社コネット代表取締役社長、管理栄養士）に監修していただきました。両名からは食を通じて生産者の努力や土地や自然の有り方を学ばせていただいています。

5章

もっと排便と向き合ってみよう！

この章の前半では、これまで排便について受けたことがある質問をご紹介します。そして後半では、毎日の排便をよりスムーズにするため習慣化したいことをお伝えします。頑張らなくても毎日簡単に取り組めるようになっていますので、ぜひ参考にしてください。

今日の1日を気持ちよく排便できてハッピーに過ごすことが、10年先も50年先も、そして100歳になっても自力で排便できる体づくりにつながっていきます。

こんな質問をよく受けます

Q 少しでも便が出れば便秘じゃないの？

A 少し出てもそのウンチがコロコロして固かったり、少量だとしたら腸内環境は乱れていると思われます。

日本人の1日のウンチの量はバナナ2～3本が理想的だといわれています。理化学研究所の辨野義己先生は、現代の日本では、毎日200～300グラムのウンチが出るのがいいとしています。皆さん、この量は結構多いと思われますか。

過去の日本や世界のウンチ事情を見ますと、たとえば戦前の日本人だと、1日平均のウンチは約400グラムだったといわれます。それが、辨野先生のデータに従えば、今は半分近くに減っていることになります。その理由は、食物繊維の摂取が、戦前は平均30グラムだったのに対して今は15グラムに減っているからかもしれません。

デニス・バーキット博士が世界の糞便量と食物繊維に関する疫学調査の結果を以下のように報告されています。

アフリカでは、1日に60〜80グラムも食物繊維を食べているケニアのウンチの平均量はなんと520グラムで、ウガンダでは470グラムです。そして、これらの国の人々には、ほとんど便秘が見られないといいます。

アジアでは、マレーシアが477グラム、インドが311グラム、中国が209グラムです。

ちなみにアメリカは150グラムで、日本も食事の欧米化の影響でウンチの量はかなり少なくなってきています。

食物繊維を多く摂るとウンチの量が多くなりますし、蠕動運動を促すのでウンチが腸に留まる時間も少なくなります。また、発酵食品をバランスよく摂ると、腸内細菌が活性化され、ウンチが出やすくなります。ほどよい量と固さのウンチがストーンといきむことなく出てきて、お尻を拭いてもペーパーはほとんど汚れません。肛門をこすって粘膜を傷つけることも少なくなります。

ぜひ、排便するたびに、ご自分のウンチのチェックをする習慣を身につけてください。そのときの目安は5つです。

①毎日、出る
②1日のウンチの量は200〜300グラムで、形状はバナナ型
③いきむことなくストーンと出る
④色は黄色から黄褐色
⑤匂うけれど臭くはない

Q 何日、便が出なかったら便秘なの?

A 慢性便秘症診察ガイダンスでは、医学的な便秘症の定義として「本来体外に排出すべき糞便を十分量かつ快適に排出できない状態」とされています。一般に便秘外来

では、3日ウンチが出ていないと慢性便秘と判断します。

排便が毎日ある場合でも毎朝3分はトイレに座る習慣をつけましょう。便意がない場合は、毎日15分間、トイレに座る習慣をつけましょう。

ただし、自宅ならできても、出張先や旅先など環境が異なるとトイレに落ち着いて座っていられない場合もあるかもしれません。そのように環境が変わったり、スケジュールがハードだったりするときは、あらかじめ朝の排便時間だけはしっかり取れるように予定しておいてください。

皆さん、普段どんなに忙しくても食べる時間は確保されると思います。それと同じように、一日の中で、ぜひ排便の時間を取ることも意識してみてください。

Q 下痢と便秘をくり返すのは良くないの?

A 下痢と便秘をくり返す主な理由は、腸内細菌のバランスが乱れていたり、腸の蠕動運動が低下していたりすることにあります。

まずは、食事を見直してみてください。普段から発酵食品や食物繊維を摂っていると思っていても、それほど十分に摂れていないことが意外に多いのです。発酵食品なら毎日10種類、食物繊維も不溶性食物繊維と水溶性食物繊維を合わせて10種類は摂るのが目安です。

Q 市販薬で対処しているけれど、このままでいいの？

A 市販の下剤で人気があるものほど効き目の強い成分が配合されています。センナ、大黄、ビサコジルなど刺激性のあるものが多く、服用すると腸が蠕動運動をしなくても下痢便で排便してしまいます。これをくり返していると、腸の蠕動運動は徐々に低下していき、自力での排便力が低下します。

便秘のカウンセリングをしていますと、何十年も市販薬を飲み続けている方はかなり多いことがわかります。しかも、市販薬を飲み続けるほど、ますます自力での排便ができなくなっていきます。

一般に、薬は飲み続けるほど効かなくなり、さらに量が増えていく傾向があります。ですから、便秘薬の場合でも、そのまま飲み続けていくことに不安を感じている方は多いのです。私の元に駆け込んで来られる方もそうです。

まず、市販薬が常習化する前に、できるだけ早めに病院へ行って非刺激性の薬を処方してもらいましょう。たとえば、浸透圧性下剤（酸化マグネシウム錠製剤）や上皮機能変容薬（ルピプロストン、リナクロチド）などは依存性の少ない薬です。それを利用しながら、徐々に薬に頼らず自力で排便できるように切り替えていくのです。

私がカウンセリングをしたなかに、30年も市販薬を毎日飲み続けていて一度も病院に行ったことがないという女性がいました。便秘は病気ではないから病院に行く必要がないと考えておられたようです。それでもだんだん市販薬が効かなくなってきて心配になり、便秘講座に参加されました。

その女性は、たまたま4日前に胃カメラの検査を受けてバリウムを飲み、下剤で排便していました。ところが、大腸のレントゲン写真を見ますと、4日前のバリウムがまだ便と一緒に残っていて出ていませんでした。ご本人はとても驚かれていましたが、直腸は細く平らになっていて下垂し、排便力はかなり衰えていました。

それを機に、彼女は市販薬を止める決意をし、初めて病院で低刺激性の薬を処方してもらいました。当初は薬の刺激がないため排便に苦労されていましたが、「快腸マインドフルネス」と「快腸ストレッチ」と「お腹タッチセラピー」を毎日続けながら、食事の見直しもしました。その結果、薬を使わず自力で排便できるまでになりました。

どんなに長期間、慢性便秘が続き、薬に頼っていたとしても、もう遅いということはけっしてありません。もし市販薬を使い続けているなら、まず切り替えるきっかけとして病院で処方される薬に変えるところからはじめてみてはいかがでしょうか。

Q お腹を温めているのに便通が解消しないのはなぜ？

A 自己治癒力とは、交感神経と副交感神経の働きにより、体が元の状態に戻ろうとする力のことです。体温を安定させることができるのも、この力によります。

たとえば体の冷えが気になって、一年中腹巻をしたり靴下を重ねて履いたりしている方がいらっしゃいます。しかしこのままでは、体温を維持しようとする機能が低下してしまい、ますます冷えがひどくなります。

ときには冷たさも感じないと、体温維持を担う自律神経は鍛えられません。寒い日でも、外気に当たってみることも大切です。

内臓に関わる自律神経の働きが低下し血液循環が悪くなることで、とくに女性に多い手足の冷えの症状が現われます。そのため、いくら手足を温めても内臓の冷えはなくならず、便通も解消しにくくなります。

脊髄を通じて自律神経は全身とつながっていますが、交感神経は胸椎（10～12番）と腰椎（1～4番）でつながり、副交感神経は頭と仙骨でつながっています。この2つの神経がバランスよく働くことで体は自律的にコントロールされているのです。

とくに内臓の働きをよくして便通をスムーズにするには、お腹を温めるよりも、お尻の割れ目の上にある仙骨を温めて副交感神経を刺激するほうが自律神経のバランスがよくなり、便秘の解消につながります。

コラム

枇杷《びわ》の葉とこんにゃくで温湿布

東城百合子氏が推奨する、枇杷の葉とこんにゃくで温湿布するという自然民間療法があります。まず、コンニャクイモ100パーセントのこんにゃく2丁を沸騰した鍋で5分ほど温めます。そのこんにゃくを1枚のタオルに包みます。

ツルツルした枇杷の葉をお腹と仙骨に当てて、それを上に乗せて20～30分温めます。最後に冷たいタオルで拭き取ります。体勢は、寝ながらでもできますし、背もたれのある椅子に座りながらでもできます。

枇杷の葉にはアミクダリン（ビタミン17）やエルムシンなどの薬効成分が含まれ

ていて、体内では安息香酸になり細胞の活性化、痛みの緩和、血液浄化といった働きをして自己治癒力を高めます。

温めたこんにゃくは、そうした枇杷の葉成分を皮下吸収させやすくするとともに、体内の毒素を吸着するといわれています。

枇杷の葉とこんにゃくはある程度くり返して使えますが、枇杷の葉が黒くなったら、あるいはこんにゃくが毒素を吸着して生臭くなったら新しいものと交換します。

低温やけどには注意してください。

Q 生きた菌を積極的に摂るのは正解なの?

A 生きた菌は腸に届くまでに胃酸や小腸の免疫細胞により攻撃されて、ほとんどは死んでしまいます。たとえ生きたまま腸に到達しても、腸内細菌の一員として定着はできません。あくまで、すでに腸内に住んでいる常在菌を活性化するしかないのです。

乳酸菌やビフィズス菌といえばヨーグルトがよく知られていますが、生菌(プロバイオティクス)であれ、死菌(バイオジェニックス)であれ、それらの菌体(菌そのものの全体)の成分をできるだけたくさん届けることが大切なのです。その菌体成分が腸内細菌を活性化するだけでなく、腸管免疫系にも直接働きかけるからです。

たとえ生菌が生き延びて腸に届いたとしても、生菌はコロニーをつくりやすく固まりが大きくなるので腸管のパイエル板（腸管壁に存在する免疫器官）は通過できず、免疫機能を活性化させるマクロファージには届きません。マクロファージに届くのは菌体成分です。

毎日できる快腸計画モデル

私たちは日常生活で習慣的に毎日くり返していることがあります。その代表は食生活（食事）と、体を動かすことです。そこに便秘対策のための食事や運動、さらに心のケアを取り入れて習慣化すると、便秘の解消がよりスムーズになります。

本書の最後に、今までご紹介してきた方法を具体的に実践するための、一日のスケジュールプランをご紹介します。便秘をしっかり解消するために、ぜひ参考にしてください。

【食事編】

（朝）手軽なおかずを、食物繊維と発酵食品を中心に！

1：納豆＋メカブ＋オクラ

2：みそ汁＋なめこ＋ヒジキ

3：お漬物＋昆布

（昼）ランチは好きなものを食べつつ、快腸を目指す！

1：ランチ＋みそ汁

2：ランチ＋きのこのサラダ

3：ランチ＋モリンガ（お茶でもサプリでも）

（夜）ちょっと気合を入れて、便秘を根っこから解消！

1：海藻サラダ

2：亜麻仁油、オリーブオイル、アボガドオイル、ＭＣＴオイル等

3：酵素玄米

（おやつ）：甘酒（179頁）

☆POINT

先にお話ししましたが、便秘の解消のために効果的な食事の3本柱は、毎日10種類の発酵食品を摂ること、毎日10種類の食物繊維を摂ること、毎日2リットル以上の水（もしくは体重×40ccの水）を飲むことです。

改めて表にまとめておきますので、常に目に着くところに置いて、毎日確認してください。

とくに高齢の方の便秘を見ていますと、体内の水分不足が原因になっていることがよくあります。水は血液になり細胞に栄養を届けますし、老廃物を排泄する働きもします。また、消化酵素が食事を細分化するために行なう加水分解を促します。

けっこう水を飲めていると思っても、意外に飲んでいないことが多いのです。先述したように、500ミリリットルのボトル4本に水を入れておいたり、1リットルのボトル2本に水を入れておいたりして、それを1日で飲みきるようにすると、2リットル飲めているかどうか確認しやすいと思います。

ただし、コーヒーや緑茶などカフェインが入った飲み物はカウントしません。利尿作用を促し、逆に体内の水分を排出させてしまうからです。

また、上質なオイルを摂ると、ウンチをコーティングしてくれるので大腸からスムーズに排便しやすくなります。毎日ティースプーン1杯のオイルを摂ってみてください。

発酵食品については、以下を参考にして毎日10種類を摂るのが目安です。

1)	**乳酸菌・ビフィズス菌**：ヨーグルト、キムチ、チーズ、みそ、漬物
2)	**納豆菌・テンペ菌**：納豆、テンペ
3)	**酵母菌**：ぬか漬け、ビール
4)	**酢酸菌**：酢、ナタデココ
5)	**麹菌**：甘酒、日本酒、醤油、みりん、塩麹、みそ

食物繊維については、以下を参考にして毎日10種類を摂るのが目安です

A　不溶性食物繊維

セルロース：	大豆、豆類、白米、玄米、大麦、ゴボウ、ニンジン、ほうれん草、切り干し大根、しその葉、きくらげ
ヘミセルロース：	ゴボウ、小麦ふすま、玄米、大豆
ペクチン：	未熟な果物、茹で栗、モロヘイヤ
イヌリン：	ゴボウ、きくいも
キチン・キトサン：	カニエビの殻、キノコ類、酵母、干し柿、干しイチジク、ココア

B　水溶性食物繊維

β・グルカン：	大麦、オーツ、干しシイタケ、なめこ、しめじ
ペクチン：	リンゴ、レモン、グレープフルーツ、ライム、オレンジ、キウイ、アボガド、キャベツ、大根
アルギン酸：	ヒジキ、昆布、ワカメ、モズク、アカモク
グルコマンナン：	こんにゃく（市販品は不溶性）

【運動編】

（朝）仕事や学校に行く前に、『快腸ストレッチ』から一日を始める！

↓『快腸ストレッチ』①～④のうち、1つ選んで行なう（98頁～）

（昼）毎日のトイレついでに、腸を動かすエクササイズ！

↓日～土の『トイレでエクササイズ』（103頁～）

（夜）気持ちと腸を整えて、しっかり寝ることも快便には大事！

↓『お腹タッチセラピー』①～⑤のうち、1つ選んで行なう（108頁～）

☆POINT

快腸ストレッチ、お腹タッチセラピー、トイレでエクササイズをまとめて、運動編としました。

ガンコな便秘の方は、大腸の蠕動運動が弱くなっています。運動をすることによって腸を刺激することで、蠕動運動を助けます。また腸につながる筋肉を日頃から鍛えておくと、筋力低下による排便困難を防ぐことができます。

私たちは、毎日食事を行ないます。そのため、毎日排便を目指すには運動の習慣化が大切になりますが、運動に苦手意識がある方は、毎日運動することがストレスになるかもしれません。忙しいと「わざわざ」運動の為に時間を割くのが疎ましく感じ、毎日続けることができなくなります。でもだからこそ、習慣化してしまうことが大事なのです。

そのためにも、まずはご自身のライフワークに合わせて、無理なく心地よいタイミングで行なってみてくださいね。

【心編】

（朝）毎日の朝は、心を落ち着かせるところから

↓快腸マインドフルネス導入編「環境＋姿勢＋呼吸」（75頁〜）

（昼）なにか嫌なことがあったら、休日に作った心の避難場所でいったん休憩♪

↓快腸マインドフルネス活用編 Ⅱ「心の中の避難場所をつくるマインドフルネス」

（84頁〜）

（夜または休日）便秘を根っこから解消するために、自分と向き合う時間を作る！

↓快腸マインドフルネス活用編 Ⅲ「ドラマ化するマインドフルネス」（86頁〜）

☆POINT

大腸は、言わずもがな排便をコントロールしている臓器です。東洋医学では、心で何かをコントロールしたい思いが強すぎると、肛門括約筋がギュッと締まり過ぎて便秘につながると考えられています。

コントロールしたいのは誰ですか？　家族ですか？　職場の人ですか？　それともパートナー？

他者や自分自身をコントロールしたがる思いが強くなっていませんか？

体に悪いとわかっているのに、何かをやめることができない場合も便秘になりがちです。間食がやめられない、真夜中のポテトチップ、寝る前のスマホタイム、深酒、元カレや元カノのＳＮＳチェック。そして誰でもやってしまいがちな自分自身へのダメ出し。

心は目には見えないので、感情や意識を表面化しないといつまでもモヤモヤは消えません。しかもそのモヤモヤは、日々沸き立ちます。

毎日、自分の心の整理整頓をすることは、食事を毎日摂り排便することと同じなのです。セルフでできるモヤモヤの解消法を知り、それを毎日実践することで、心のコアの変容が進み、拘りやコントロールのしがみつきがなくなってきます。やがて、体の滞りも解消していくのです。

監修者のことば

私の専門である消化器内科では、便秘はもっとも一般的な病気の一つです。

本書で紹介されているような、「長年便秘薬を使用するうちに薬の使用量が次第に増えていく」という悪循環でお困りの方は残念ながら数多くいらっしゃいます。近年では新しい薬も開発されてはいますが、その場合でもやはり長期間薬を飲み続けなければなりません。

数年前に著者の山本久美子さんの取り組みを知り、その全人的なアプローチに興味を持ち、２０１７〜２０１８年に当院で快腸モニタリング講座を行なってもらいました。

結果は、全体で87％（20／23名）、下剤を使用中の方でも75％（6／8名）に排便症状の改善を認められ、86％（12／14名）で腹部レントゲン所見の改善を認めるという目を見張るものでした（この結果は２０１９年の統合医療学会にて発表させていただきました）。

山本さんのメソッドは、眠っていた腸の働きを呼び覚ますだけではなく、メンタル面へも働きかけ心身の癒しを実現するという他に類を見ないものです。私自身も医師ですので現代医療を否定するわけではありませんが、これからの医療は本書のような自らの力で健康を回復するためのセルフケアの方法をもっと多く取り入れる必要があると思います。

本書では多くの有益な情報や興味深いエクササイズが紹介されています。ご自身にとって無理のないペースで、楽しみながら希望を持って取り組んでみてください。

本書を活用するにあたって、一点だけ注意があります。便秘の原因は多岐にわたり、なかには医療機関や専門家の診断や、治療を必要とするものがあります。便秘が続いたり、通常と違う症状や違和感を感じたりするときは、自己判断せずに医療機関へ相談するようにしてください（特に本書第4章の医療機関受診タイプに当てはまる方）。

また、心の問題についても専門家のサポートが必要なケースがありますので、つらいときは一人で抱え込まず、専門家に相談するようにしてください。

病院との、そしてあなた自身との良い関係性を築くためのツールとして本書を大いに活用していただければ幸いです。

医療法人社団藤岡会　藤岡医院副院長・統合医療センター長　中原和之

おわりに

小学生のころ私は、同級生からいじめられていて（そう思い込んでいた）、クラスに馴染めず学校の休み時間のほとんどを一人で、図書室の中で過ごしていました。

そんな私の孤独な毎日を本が唯一、楽しい外の世界への逃げ道を作ってくれることで、救ってくれました。

その頃、本で助けられた私が、「いつか自分の本で誰かを助けたい」と妄想したことが、もうすぐ実現しようとしています。

そう思うと、一見、経験したくないような出来事はじつは不幸ではなく、未来の自分にとって何かしらの意味を持つものになっているのかもしれません。

「心のＳＯＳ」に向き合うには、自分の培ってきた当たり前を疑っていくことからはじめなければなりません。

だからこそ、心と向かい合うタイミングって順風満帆のときには中々訪れません。誰でも過去に、予期せぬ遭遇したくないような出来事に圧倒され、泣き叫んで悩んで、苦しんだ経験がありますよね。そんなとき、心が強く揺さぶられても、そこからなんとか這い上がりたいという意志が生まれたときに、チャンスは来ると私は思います。「心のＳＯＳ」に向き合うと、たとえどこかで出遭いたくないことに出遭うことになっても、そのようなことを経験することで不幸になるわけではないと、気づきます。

幸せは、成功と違って何かを達成しなければならないわけではありません。人は、幸せに「なる」のでなく、幸せで「ある」ということです。今ここで「幸せだなぁ」と感じる事がコツ。その為に、どうぞ「快腸マインドフルネス」を活用ください。

そして、幸せを感じる根底には、「感謝」があります。

この本を出版するにあたって協力して下さった皆様に本当に感謝しています。私の元でたくさんの事例を提供して下さったクライアント様、講座の受講生様。共に「便秘」の症状に、「心と精神」にポイントを向けて対峙して下さる医療法人藤岡会統合医療センター長の中原和之医師。モリンガに出会わせてくれた天草モリンガファーム　株式会社アマーサの四方田徹社長。そして編集に携わってくださった出版社コスモ21の山崎優編集長、島田さん。応援してくれる家族と友人、ボディートーク施術士、セラピストの仲間たち。なにより夢を実現させた私自身にありがとう。

私の過去の経験も勉強も、みな生かして本にまとめられたのは、幸せだと噛み締めています。

でも本当の幸せは、この本が本当に困っているあなたの手に届き、心も体もスッキリとした毎日を過すことで、幸せだと感じたそのときです。

便秘は「心」のSOS！
毎日出せる心と体のつくり方

2021年5月12日　第1刷発行
2021年6月24日　第2刷発行

監　修——中原和之

著　者——山本久美子

発行人——山崎 優

発行所——コスモ21
〒171-0021　東京都豊島区西池袋2-39-6-8F
☎03(3988)3911
FAX03(3988)7062
URL https://www.cos21.com/

印刷・製本——中央精版印刷株式会社

定価はカバーに表示してあります。

ISBN978-4-87795-400-0 C0030